PREPARACIÓN DE COMIDAS KETO

Recetas Cetogénicas Bajas en Carbohidratos para Quemar Grasa, Perder Peso y Mejorar la Salud

Ahorra Tiempo y Dinero con el Keto Meal Prep

Dieta Keto para Principiantes

KELLY KETLIS

ISBN: 978-1-80111-955-9

Copyright © 2020 Kelly Ketlis

Todos los derechos reservados. Ninguna parte de esta guía puede ser reproducida en forma alguna sin permiso escrito del editor, excepto en el caso de citas breves incorporadas en críticas o reseñas.

Aviso legal

La información contenida en este libro y su contenido no tiene por objeto reemplazar o sustituir ninguna forma de asesoramiento médico o profesional; y no pretende sustituir la necesidad de asesoramiento o servicios médicos, financieros, jurídicos o profesionales, según sea necesario. El contenido y la información de este libro se han proporcionado únicamente con fines educativos y de entretenimiento.

El contenido y la información de este libro han sido recopilados de fuentes consideradas fiables y son exactos según el conocimiento, la información y la creencia del

Autor. Sin embargo, el Autor no puede garantizar su exactitud y validez y no puede ser considerado responsable de ningún error y/u omisión. Además, se realizarán periódicamente cambios en este libro cuando y como sea necesario. Cuando sea apropiado y/o necesario, debe consultar a un profesional (incluyendo, pero no limitándose a su médico o cualquier otro asesor profesional) antes de usar cualquiera de los remedios, técnicas o información sugeridos en este libro.

Al usar el contenido y la información contenida en este libro, usted acepta exonerar al Autor de cualquier daño, costo y gasto, incluidos los honorarios legales que puedan resultar de la aplicación de la información provista por este libro. Este descargo de responsabilidad se aplica a cualquier pérdida, daño o lesión causada por el uso y la aplicación, ya sea directa o indirectamente, de cualquier consejo o información presentada, ya sea por incumplimiento de contrato, agravio, negligencia, lesiones personales, intención criminal o por cualquier otra causa de acción.

Usted acuerda aceptar todos los riesgos de usar la información presentada en este libro.

Usted acepta que, al continuar leyendo este libro, cuando sea apropiado y / o necesario, debe consultar a un profesional (que incluye, entre otros, a su médico u otro asesor según sea necesario) antes de usar cualquiera de los remedios, técnicas o información sugeridos en este libro.

Tabla de Contenidos

	Introducción	11
1.	Comenzando la dieta Cetogénica	25
2.	Lista de Alimentos para la Dieta Keto	39
3.	¿Qué es la Preparación de Comidas?	59
4.	Consejos y Trucos	73
5.	Utensilios de Cocina para la Preparación de Comidas	85
6.	Tabla de Conversión	91
7.	Recetas de Desayuno	99
	Huevo Horneado a la Griega	99
	Revuelto de Cúrcuma	101
	Ternera de Res Picante con Pepino	102
	Granola para un Desayuno Saludable	104
	Ensalada de Pollo con Aguacate	106

Satay de Pollo Grillado con Salsa Picante de Castañas de Cajú — 108

8. Recetas de Almuerzo — 111

Cerdo con Aceitunas — 112

Ensalada de Verduras con queso Halloumi a la Parrilla — 114

Coliflor Asado al Curry — 115

Queso Mozzarella con Bolas de Brócoli — 117

Pollo Desmenuzado — 119

Verduras Asadas — 121

9. Recetas de Snacks — 125

Pastel de Sémola con Zucchini — 126

Cuajada de Moras — 127

Bocaditos de Chocolate y Coco — 129

Buñuelos Picantes de Atún, Puerro y Zanahoria — 130

10. Recetas de Cena — 133

Sándwich Cubano Keto — 133

	Muslo de Pollo Grillados con Romero	134
	Nuggets de Salmon y Espinacas	136
	Tortilla de Espárragos, Havarti y Eneldo	138
	Bol de Pollo con Coco y Mango	139
	Pollo Tikka Masala	141
11.	**Recetas de Postres**	**145**
	Mermelada de Cerza Casera	146
	Galletas de Chocolate	148
	Bocaditos Energéticos de Avena	149
	Barras de Coco y Canela	150
Conclusión		**153**

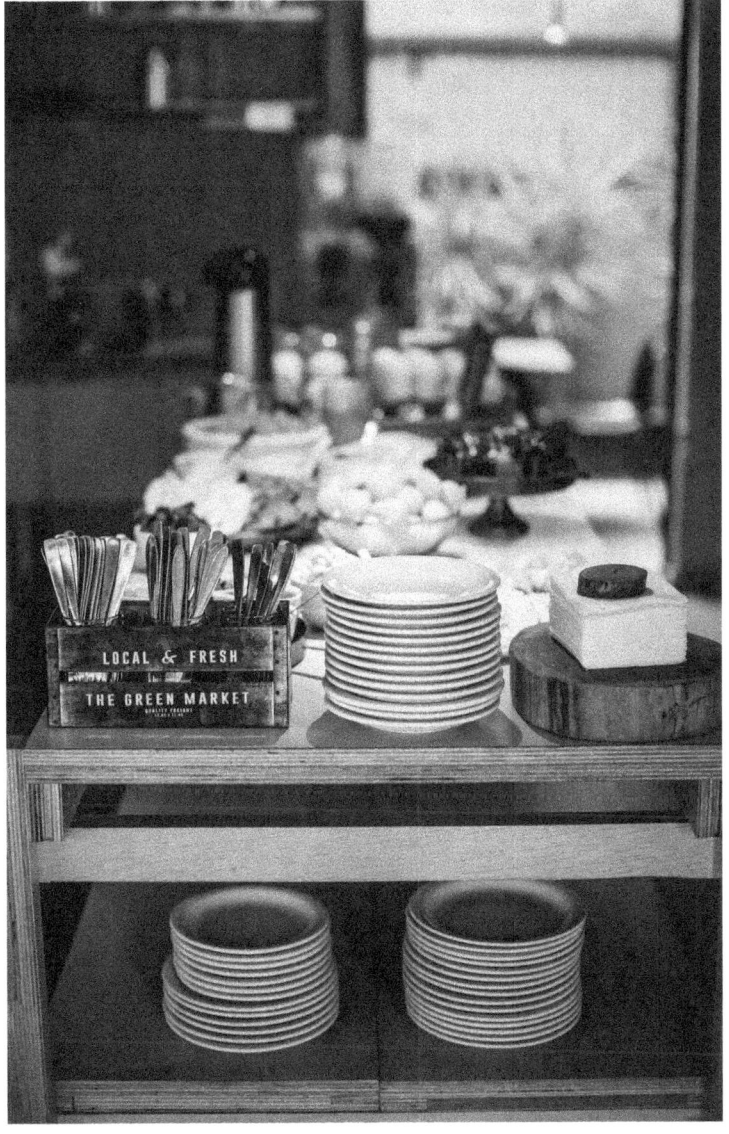

INTRODUCCIÓN

Para serte franca, me doy cuenta de que si los expertos, dietistas, médicos y administradores de spas como yo continuamos tocando el tambor de la dieta cetogénica en los oídos de la gente y no encontramos tiempo para enseñarles cómo pueden preparar estas dietas o al menos escribirles libros que siempre puedan leer y a los que puedan volver en su tiempo libre, comenzarán a rechazarnos y nos apodarán como el artículo que más odian recibir en su correo, ¿es spam o estafa o ambos?

En realidad, todo comenzó cuando me di cuenta de que muchos clientes suelen salir sonrientes de mi oficina cuando les hablo de las dietas cetogénicas y cómo éstas pueden hacer el milagro que están esperando. Pero de alguna manera, muchos de estos clientes volvían después de tres o cuatro semanas y empezaban a discutir en mi oficina, ¡esa mierda de la que me hablaste es una estafa! Tú mismo eres una basura y, ya sabes, todo tipo de nombres. Cuando son lo suficientemente pacientes, les pregunto cómo fue su preparación, qué usaron, qué hicieron y qué no hicieron. Y siempre me doy cuenta de que el problema no son las dietas keto, sino que son ellos y la preparación keto, que la hicieron de una forma muy desordenada.

Mis colegas dueños de spas y nuestros amigos dietistas siempre tienen la misma historia que contar también. La gente se equivoca, demasiado, todo el tiempo. Como la mayoría de la gente no entiende cómo funcionan originalmente las dietas cetogénicas y la preparación, lo que deberían haber hecho cuando se confundieron, o no estaban seguros, era llamar a los expertos que la recomendaron, ya fuera día o noche. Pero nadie hace eso aquí, esto es América, el hogar de la libertad. ¿Quién quiere pasar su vida siguiendo las órdenes de un molesto médico? ¡No se equivocan!

Pero si no estás listo para bailar al ritmo de un horrible médico o dietista todo el tiempo, entonces al menos debes comprender de qué se trata la dieta cetogénica y ser capaz de hacer una preparación fantástica para la dieta Keto. Si puedes hacer eso, ¡levanta la mano!

Mis estadísticas empíricas, en realidad, mostraron que hasta 6 de cada 10 que están probando una dieta cetogénica, no pueden reunir los ingredientes que necesitan para una preparación perfecta de la comida cetogénica.

Tienen poca idea de cómo se hace, no preguntarán y cuando algunos decidan llamarte, lo harán a cada segundo, tanto que podrás llegar a desmayarte tratando de explicarles. Sin embargo, es probable que algunos aún no sigan las dietas cetogénicas y te digan que han seguido tus instrucciones de preparación de comidas. Por supuesto que sabes que es una mentira. Pero sea cual sea la línea que tome la historia, todavía tenemos todas las culpas, la culpa y las acusaciones por su propia imprudencia. Entonces, personalmente, siempre me he preguntado si tal situación no conduciría a algunos problemas de desarrollo para los spas de salud que no pueden proporcionarles soluciones omnipotentes a sus clientes. Debido a que un cliente cometió errores por sí mismo y que todavía ha venido a la oficina para quejarse y abusar de nosotros, es probable que aun hable mal de nosotros a otros clientes. Ninguna empresa quiere tratar con estas personas, y nosotros, en nuestro centro de bienestar, no somos la excepción.

Esta es la razón principal por la que decidí dar algunas explicaciones místicas a cualquiera que quiera consejos detallados y secretos sobre los estilos correctos para preparar una dieta cetogénica. De esa manera, al menos, un buen número de personas, incluidos aquellos que quizás nunca me conozcan, pueden usar mis ideas sobre la preparación de la dieta keto ahora.

Este libro siempre puedes llevarlo a la cocina, leerlo en la cama, abrirlo durante las horas de ocio, leerlo con el té, durante un descanso y estudiar aquellos puntos en los que a menudo se confunden hasta que se conviertan en maestros del asunto. Por supuesto, también pueden contactarme todo el día, pero estoy segura de que esta vez habrá grandes preguntas o agradecimientos. De cualquier manera, me va bien. También es cierto que, al menos, no perderemos clientes de esta manera, solo podemos conseguir más. Esta es la razón por la que ahora tienes todos los secretos de la preparación de comida cetogénica en tus manos.

He tratado de incluir algunos secretos impresionantes sobre la preparación de la comida cetogénica. No voy a decirte que tienes suerte de haber conseguido esto. Solo esperaré a que devores todas las páginas de este libro y las aprendas bien, luego compares tu dieta con la de cualquier otra persona en este mundo que no lo haya leído y estoy segura de que estarás haciendo las cosas bien.

¿Podrías levantar tu vaso para brindar? Tu dieta debe ser más bella, emocionante y adorable, ¡el sabor que tienes en la boca debe ser el mejor! Pero no es tanto disfrutar de una excelente crema de torta, es mucho más que reducir la barriga de cerveza y las grasas "más de lo que necesitas", es para tu cuerpo, tu autoestima y tu espíritu. Ellos ganarán.

Mi hija salió una tarde con mi madre, regresó y comenzó a contarme historias divertidas que nunca abandonaron mi mente desde ese día. Habían salido a dar un paseo agradable en una tarde fría y, en un momento, un hombre las corrió por dos calles sólo para saludarlas. ¿De Verdad? ¿Lo conocían? Yo pregunté. No recuerdo el nombre que me dio mi hija, pero el punto es que este tipo era un extraño y se presentó a mi madre con una sonrisa: "Hola, soy (como se llame), tengo 45 años y trabajo justo en la calle en Berkshire Hath. Te he visto cientos de veces. Nunca con un hombre, y a veces con tu linda niñita. ¿Podemos cenar juntos alguna vez? Me gustaría pasar un tiempo contigo. Tú sabes... ".

Dejé caer la ropa que estaba planchando y miré a mi hija, sonriendo sorprendida, ella tiene 5 años y no dice mentiras. Sé que de ninguna manera es posible que ella haya inventado eso. Cualquiera que conozca a mi madre por primera vez realmente piensa que tiene 41 años, aunque en realidad tiene 57. Practica un poco de calistenia, pero lo que hace básicamente es la dieta. Y ella la sigue hasta el último detalle. Ella presta especial atención a su preparación de comida keto, y nunca se puede cocinar comida chatarra delante de ella. Su dieta cetogénica es tan sofisticada que desde que invitó a un par de dietistas a cenar, la invitaron a hablar con grupos sobre dietas. Y, por supuesto, quieren volver a cenar para comer en casa de mi madre.

Así que, el estilo de vida de mi madre, le ha ayudado a seguir siendo tan encantadora, que incluso a los 57 años, un hombre de 45 años la consideraba mucho más joven y estaba dispuesto a tener una relación con ella. Cielos, todavía me trae sonrisas a la cara. Ahora que lo pienso, ¿hay una mejor vejez que la que se mantiene reluciente, luciendo adorable y más joven cada día? Honestamente no pretendo más. Mi bebé dijo que mamá le respondió de todos modos. Y lo que ella dijo, mejor te lo dejo adivinar.

Ese incidente me inspiró. He sido fiel a mi dieta desde entonces. Es otra ventaja de las dietas cetogénicas sobre otros métodos, incluyendo el ayuno intermitente. Y he prestado especial atención a mi propia preparación de la dieta cetogénica desde entonces.

Si la haces lo suficientemente bien, la preparación adecuada de la comida cetogénica, puede ser tu pasaporte hacia el corazón de todos. Hubo un día en que estábamos sentados cerca de la entrada de un restaurante cuando una dama entró silenciosamente. Se veía tan impresionante que todos los ojos se elevaron desde todos los ángulos para admirarla en ese instante, y llamó la atención de muchas personas en todo momento. ¿Sabes cómo que se siente eso? De hecho, sabía que la había visto antes en algún lugar, pero no recordaba dónde, hasta un momento en que la estaba mirando a través de un espejo y su imagen de repente me llenó el cerebro. Sí, fue la primera sesión de dieta a la que asistí, y ella tenía el doble, si no el triple de su tamaño actual.

Seguramente tú también recuerdas a una mujer así de llamativa. Qué momento tan emocionante, cuando una hermosa mujer del siglo XXI entra en el centro comercial justo cuando tú vas y te giras para mirarla. Por supuesto que no estaba contigo, pero seguro que esa mujer que recuerdas no es gorda. O bien ha entrenado su cuerpo con unos magníficos planes corporales o lo ha mantenido. Esa es la tendencia en la ciudad, quieres ser el foco de atracción de todos los ojos en el siglo XXI, tu cuerpo es tu pasaporte. No estoy diciendo que las dietas cetogénicas y la comida cetogénica adecuada sea tu única salida, existen también la dieta Atkins, la dieta baja en carbohidratos, el ayuno intermitente, entre otras. Pero un plan como el ayuno intermitente no puede ser recomendado por los expertos debido a sus complicaciones. Atkins y Compañía no son tan populares y están llenos de complicaciones. A veces, estas dietas se recomiendan sólo a cierto tipo de pacientes, no a todos.

¿Dónde te deja eso? A la puerta de la dieta cetogénica, el plan de dieta más popular del mundo. Y eso también significa una cosa, o aprendes cómo preparar mejor la comida cetogénica o vuelves a tu dietista las próximas dos semanas y le dices que es un fiasco.

Además de ofrecerte salud natural, puede ayudarte a tener un cuerpo hermoso. Tener un cuerpo obeso no era un gran problema en los siglos pasados, pero en los Estados Unidos hoy en día, todo el mundo parece pasar a través de ti e ignorarte una vez que estás gordo. Tus amigos ya tienen una cadena de nombres para ti, desde cabeza gorda, a huesos gordos, desde globo a oruga. Una vez, una clienta lloró en mi oficina, porque sus amigos le dijeron que todo lo que necesitaba para convertirse en elefante era una trompa y pintura. Tus compañeros de equipo también, te encontrarán sobrenombres si juegas al béisbol o al baloncesto. Es peor si juegas al squash, todos harán una broma sobre ti y alguien te dirá que estás demasiado gordo para intentar ganarles, no estoy segura, pero quizás, sólo quizás, tengan razón. Los empleadores tampoco estarán seguros de que encajes bien en sus "oficinas inteligentes". Las chicas no quieren un chico que parezca más grande que su padre y lo peor de todo, la mayoría de los hombres no quieren una mujer gorda tampoco, su loca carrera por las mujeres flacas y sexys en estos días es algo que quizás nunca entienda.

Cuando visitas tiendas, compañías, bancos u otros lugares y te fijas en el personal del centro comercial, los funcionarios de los bancos, la industria del entretenimiento o los empleados de los museos de arte; asegúrate de escanear a tanta gente como sea posible la próxima vez que visites estos lugares. Te sorprenderá que la proporción de personal con sobrepeso con respecto a los demás es de alrededor de 1 a 40. Parece que todo el mundo sólo está interesado en damas elegantes en poses brillantes y trajes curvilíneos. Nadie se toma en serio a los hombres gordos tampoco. Como dirían algunos chicos en Omaha, "no puedes tener un cuerpo gordo y un cerebro gordo, sólo puedes encajar en uno de ellos". Entonces, ¿dónde quieres encajar exactamente si te niegas a controlar tu dieta, en la clase de gente con la que nadie quiere contar?

El hecho de que la sociedad no aprecie el exceso de grasa no es ni siquiera la principal razón para probar la dieta cetogénica; las principales razones provienen de la salud. Las posibilidades de luchar contra el Parkinson, el Alzheimer y la enfermedad de Lolu Gehrig antes de que te ataquen es algo que no quieres perderte. Si tienes alguna de estas, puede ayudarte con ellas, mientras te aseguras de continuar luciendo adorable. De hecho, la Dieta Cetogénica proporciona cierta ayuda con la epilepsia, entre otros casos de salud que discutiremos más adelante.

Tal vez no haya un mejor comienzo que darte mi propia orientación sobre toda la historia. Siento que necesitas saber qué es la Dieta Cetogénica, y qué es la preparación de la comida Cetogénica. Pretendamos que eres una hermosa cliente con mucho sobrepeso que vino a mi oficina pidiendo consejo sobre cómo perder peso y acabo de hablar contigo sobre la dieta Cetogénica.

Entonces me dices: "En serio, ¿qué es eso?". Es simple. Te ofrezco una taza de café y empezamos. Estoy segura de que has leído algunas historias fantásticas sobre la dieta cetogénica, cómo puede hacer esto, hacer aquello, bla, bla, bla. Pero para decirlo claramente, la Dieta Cetogénica se refiere a un estilo de control de los nutrientes de lo que comes, de tal manera que se produce la cetosis. Espera, no frunzas el ceño, antes de decir algo, déjame explicarte. La cetosis ocurre cuando el cuerpo no tiene suficientes carbohidratos para convertir en energía que utiliza para el cuerpo, así que, en lugar de quejarse de los carbohidratos, el cuerpo simplemente se regula a sí mismo y convierte el exceso de grasas en el cuerpo, en energía.

Bueno, la dieta cetogénica es tan simple como suena. Sólo que para que tu cuerpo disfrute al máximo de los beneficios de las dietas cetogénicas, hay un montón de consejos que creo que debes tener en cuenta. Dietistas, médicos y mucha gente que dirige spas de salud no siempre hablan de estas cosas. No porque sean malos, no, no digo eso, es generalmente porque el aspecto que parece que necesitas es la pérdida de peso y es en eso en lo que quieren ayudarte a concentrarte. Aunque, muchos de ellos no saben realmente cuál es el verdadero asunto.

Además, la mayoría de los clientes nunca llamarán para pedir detalles, sólo la introducción y boom, están en el mercado mezclando tocino con zanahoria, como le plazca a su espíritu. Pero lo que nadie les dice es que si no entienden cuidadosamente cómo pueden empezar una dieta de preparación de comida keto perfectamente, pueden terminar mezclando probabilidades con errores.

El grado de placer y los beneficios que obtendrán depende de cuánto entiendan la preparación de la comida, sus ingredientes y la proporción que necesiten de todos y cada uno de ellos. Por eso pongo mucho énfasis en aprender a preparar las comidas y no tanto en la dieta keto.

De alguna manera, siempre encontrarás mucha información sobre la dieta cetogénica: lo que puedes hacer, por qué y cuándo puedes usarla, pero nunca "cómo". Pero tan pronto como terminen este libro, sabrás el "cómo".

Hay muchas charlas de bar sobre la pérdida de peso, hablando con la gente aprenderás sobre muchos métodos. Pero siempre me recuerdo a mí misma que no todo funciona para todo el mundo y que mi cuerpo es diferente. Por lo tanto, si estás siguiendo alguna dieta, tienes que asegurarte de que es lo que tus médicos reconocen como seguro y lo que funciona para una persona promedio. Hay cosas que no debes tomar a menos que seas un paciente epiléptico, un paciente con cáncer o algún tipo de paciente. Si tomas tales cosas mientras no eres un paciente, probablemente puedas terminar tus días entre el trabajo y la clínica o restando algunos años a los que deberías vivir. Por eso dicen que no debes intentar nada sin la aprobación de tu médico.

No te preocupes, me doy cuenta de que casi siempre, incluso los médicos especialistas aprueban la dieta cetogénica para mis clientes siempre que se los sugiero. De hecho, el método más reconocido que los médicos y dietistas prefieren mencionar cuando la gente acude a nosotros por ideas sobre cómo quemar calorías es la dieta cetogénica. Y hacen la magia sin ninguna decepción. Sólo que la única magia que hace la mayoría de las veces es ayudar con la pérdida de peso, cuando en realidad, hay otros ciento diez beneficios que puede hacer. La gente suele tener dificultades para continuar con las dietas cetogénicas también. Por la misma razón que todo lo que obtienen es la pérdida de peso.

Realmente no quiero pensar en ello, hay métodos más simples, más saludables, más baratos y más efectivos, pero todo lo que la gente hace es atenerse a lo que escuchan de sus amigos.

Ahora ya has visto por qué tenemos que hablar de la preparación de la comida Keto en detalle. No quiero que irrumpas en mi oficina después de leer esto. Así que he añadido todo lo que puedas necesitar para convertirte en esa estrella impecable gracias a la dieta de este libro. Aparte de los métodos posibles y las recetas, también he incluido cómo preparar una comida Keto a un precio bastante bajo. Así que no tienes que quebrarte porque necesitas un mejor cuerpo. Te desharás del exceso de grasa, te volverás más saludable, más joven, más animado y más feliz si estás dispuesto a recorrer el camino de las próximas páginas conmigo. ¿Vamos? Tengo la sensación de que nuestras respuestas son similares, dame tu mano, tomémonos de la mano y vayamos juntos. Salud por un tú más saludable.

1.
COMENZANDO LA DIETA CETOGÉNICA

Tengo ganas de poner un plato cetogénico en tu mesa ahora mismo, o quizás invitarte a casa de mi mamá para una cena inolvidable (tampoco soy mala cocinera, pero debo decirte que soy muy mala en modales en la mesa y muy mala anfitriona).

Pero siento que no es lo que necesitas ahora, en cambio, neccsitas saber cómo empezar y hacer los platos tú mismo. Así que siéntate y te explicaré cómo puedes empezar a hacer estas delicias y convertirte en un profesional.

Lo primero que necesitas saber es por qué hacemos una dieta cetogénica y qué le pasa a tu cuerpo. Normalmente, la dieta cetogénica consiste en preparar comidas para entrar en cetosis.

Ahora bien, ¿qué es la cetosis?

La cetosis es una reacción normal que ocurre en nuestro cuerpo cuando todo parece no estar bien en algunos aspectos. Es similar a tener un jean azul y uno negro. Prefieres el negro y lo usas todos los sábados. Este sábado, llegaste a tu placard y encontraste tu jean negro roto. Seguro que no puedes ponértelo y no hay forma de arreglarlo. O te pones el jean azul o sales desnuda. Me pregunto qué podría pasarle a un adulto que deambula por la calle desnudo. Incluso mi hija me dice ahora que no puede salir del baño sin su ropa puesta. Así que, es probable que uses el azul.

Eso es exactamente lo que sucede en el caso de la cetosis. Cada parte y fibra de nuestro cuerpo necesita mucha energía para funcionar. Incluso el cerebro que trabaja todo el día y la noche puede cansarse y debilitarse mucho si no hay energía, y la energía, como dicen los científicos, se obtiene de los carbohidratos. Otros alimentos pueden suministrar energía al cuerpo también, pero ninguno puede compararse con los carbohidratos, porque los otros siempre tienen otras asignaciones.

Así que los carbohidratos están estructurados específicamente para ser convertidos en energía y entre otras clases de alimentos que pueden suministrar energía están las proteínas y las grasas. La proteína rara vez tiene un exceso en el cuerpo de alguna manera; tiene una forma de asegurarse de que se agote o se elimine. Una de estas maneras es hacer que un caballero de buen aspecto distribuya en un autobús un gas con un olor horrible que te parte el cerebro. Ya sabes, ese tipo de olor que llena tu cerebro, boca y sentidos y te hace enojar tanto que ni siquiera sabes qué es exactamente lo siguiente que planeas hacer.

Para las grasas, casi no hay escapatoria. Se apilan en el cuerpo y se esparcen en todas las partes posibles. Es por eso que tu cabeza, manos y piernas comienzan a hincharse. Duplicando tu tamaño o triplicándolo. El problema es que tu tasa de grasas puede crecer tanto que empiezan a afectar negativamente a algunos órganos importantes como el riñón, el corazón y los pulmones.

Sin embargo, deliberadamente o no, no puedes suministrar la cantidad adecuada de carbohidratos que tu cuerpo convierte en energía. Imagina una junta directiva en tu cuerpo: "Chicos, no estamos consiguiendo que ni siquiera los carbohidratos se conviertan en energía, ¿qué deberíamos hacer?" entonces empiezan a alimentarse de las grasas que yacen sin trabajo en el cuerpo. Es por eso que una persona que reduce su consumo de carbohidratos probablemente se vuelve magra.

Esa etapa en la que el cuerpo decide convertir las grasas corporales como resultado de los carbohidratos inadecuados, es exactamente lo que se llama cetosis.

A menudo, la cetosis no se produce en nuestro cuerpo, ya que nos cuesta no comer nada y mantener la boca cerrada. Pero necesitamos deshacernos del exceso de grasas que se han acumulado para formar kilos de más en el cuerpo, y por eso preparamos dietas cetogénicas.

Entonces, ¿qué son las dietas cetogénicas?

La dieta cetogénica no está lejos de otras dietas, la gran diferencia se encuentra en que los alimentos se preparan en un estilo exquisitamente diferente. La ración y el nivel de nutrientes de cada alimento se mide y controla antes de que la puedas comer.

Normalmente, la dieta cetogénica se planifica y se prepara para que pueda obligar al cuerpo a perder peso y consumir la mayor cantidad de exceso de grasas del cuerpo. Según un estudio sobre dietas cetogénicas, la mayoría de las personas ni siquiera creen que puedan planear esta dieta y controlarla por sí mismos, por lo que suelen ver a un dietista. Al menos, la primera vez. Existen aquellos que creen que pueden hacer a menudo una dieta mixta. Pero realmente, excepto por una situación inusual y tal vez algunas complicaciones de salud, todos pueden preparar una buena comida keto por sí mismos.

Sólo algunas malas noticias, hay cosas que ya no se pueden comer. Hay muchos alimentos que son altos en carbohidratos o azúcar. Si resulta ser uno de tus favoritos, tengo que empezar a disculparme, el comienzo de la dieta cetogénica es probablemente el final de ellos. Ahora sabes que la cetosis no puede ocurrir si comes sólo azúcar y carbohidratos. No puede ser. Tu preparación de comida cetogénica debe contener alimentos bajos en carbohidratos, y esos no suelen ser los favoritos de nadie. Obviamente comerás carbohidratos, pero normalmente será un porcentaje muy bajo. Sólo tienes que tener en cuenta que es tu mejor apuesta mientras sigas necesitando que tu cuerpo convierta las grasas en energía, y las cetonas que tu hígado puede incluso convertir en energía y abastecer al cerebro.

La mayoría de las veces, no estás seguro de que una dieta tenga proporciones altas o bajas de carbohidratos, y puede que tengas que hablar con tu dietista antes de incluir algo más en tu dieta. Por lo tanto, tu dietista generalmente lo aprueba. Si me preguntas, esa es la parte que la mayoría de los americanos odian de las dietas cetogénicas. El hecho de que alguien les diga lo que pueden y no pueden comer. Bueno, a nadie le gusta y la única alternativa es hacer un ayuno intermitente.

Pero eso puede significar no comer nada durante algunas horas. Ni siquiera deberías comparar el ayuno intermitente con la dieta. Es un sistema completamente diferente. No siempre tienes que ver a un médico o dietista, si has encontrado los consejos, puedes preparar una comida keto perfecta tú mismo. Así que, sigue leyendo que pronto veremos cómo preparar las comidas.

La dieta cetogénica no está muy lejos de las dietas bajas en carbohidratos y la dieta Atkins. Hacen falta sólo unos pocos trucos para convertirlas en dietas cetogénicas estándar. A veces, también funcionan de esa manera.

Los beneficios para la salud de esta dieta son la razón principal por la que siempre se recomienda, y dije que puedes probarla si tienes un peso normal. No necesitas que la gente te diga que te estás convirtiendo en un mamut antes de empezar a controlar tu peso.

Siempre hay un exceso de grasas que el cuerpo puede eliminar y usarlas juiciosamente, no es tan mala idea. A diferencia de los métodos no probados como el ayuno intermitente del que nadie tiene la certeza absoluta, las dietas cetogénicas son legales y a veces recomendadas incluso para los niños y en muchas situaciones, para algunas dolencias.

Principios de la Dieta Cetogénica

Hay un par de reglas que debes tener en cuenta, si puedes seguirlas, serás una estrella.

Regla 1: No hay competencia. No lo haces para competir con nadie. No es una especie de calistenia, donde te sientas con tus amigos discutiendo "Hice 50 flexiones", "Yo lo hice mejor, hice 70". La comparación con tus amigos puede hacerte pensar que eres demasiado rápido o demasiado lento. Nadie te persigue, escuchando los ritmos de tu cuerpo y observando pacientemente los cambios. Así que espera hasta que veas los cambios, sin confrontar a nadie. Las opiniones son los productos más baratos de la tierra.

Regla 2: Huelga de azúcar. esto es a lo que la mayoría de mis clientes no encuentran fácil adaptarse. Todos están acostumbrados a los dulces, pasteles y pastas. Tienes que reorganizar tu dieta, tus carbohidratos se verán afectados principalmente. Y sin embargo, todavía quiero oír esa voz dentro de ti que dice "¡Sí, lo haré por mí!" sin historias. ¿Dulces espumosos, chupetines? ¡Olvídalos!

Regla 3: Revisar las etiquetas. ¿A quién le importa revisar las etiquetas de los alimentos? Querido, ese "quién" tendrás que ser tú a partir de ahora. Tienes que contar la cantidad de carbohidratos y grasas que estás tomando y asegurarte de que son del tamaño que tu médico aprobó.

Regla 4: Hazte amigo de las fibras y las vitaminas. Hay carbohidratos que proporcionan una gran cantidad de nutrientes beneficiosos como el hierro, el potasio y la tiamina. Así que como estás cortando los carbohidratos, tienes que encontrar una forma alternativa de tomarlos. Debes usar muchas verduras, preferiblemente de hojas verdes. Usa aceite, huevos y tocino, alimentos ricos en fibra.

Regla 5: No la hagas para siempre. La dieta keto es excelente, pero nunca la pruebes por más de tres meses si no quieres parecer una víctima de la tifoidea. No se debe continuar por mucho tiempo, sólo de vez en cuando, y permanecerás en forma como siempre.

Regla 6: No descuidar a los profesionales. Tengo que añadir esto también. La mayoría de los clientes no vienen a visitarnos mientras comen comida chatarra. Cuando fallan en su dieta, discuten con nosotros como si fuera nuestra culpa. No tiene que meterse en problemas y luego recordarnos, estamos aquí todos los días, ¡contáctenos!

De acuerdo. Ahora que conoces las reglas, déjame insinuarte algunos beneficios increíbles que ganarás con tu preparación de la comida de Keto.

Beneficios para la salud de la Dieta Keto

¿Alguna vez has imaginado cómo se calcula la cantidad total de sal en un mar? Difícil y tal vez imposible, ¿verdad? Medir el beneficio total para la salud de la dieta keto puede ser tan difícil como eso, porque los descubrimientos científicos continuarán aumentando. Todavía hay muchas cosas que no sabemos sobre la dieta cetogénica. Pero por ahora, podemos considerar algunos beneficios registrados.

Pérdida de peso: Pon una mano en tu corazón, ¿hay alguna razón principal por la que empezaste a leer sobre la dieta cetogénica que esté lejos de la pérdida de peso? Bueno, así es como mi mamá también la encontró. A veces el ayuno intermitente puede ser lento e ineficaz, pero eso no es cuestionable en el caso de la dieta keto. Si tus comidas están bien preparadas, tu pérdida de peso está garantizada. Sabes que la pérdida de peso significa pérdida de grasa, lo que significa menores posibilidades de problemas de hígado, riñón y corazón.

Epilepsia: esto es algo que mucha gente no sabe. La preparación y la dieta adecuadas de keto, pueden ayudar a tu cuerpo a combatir la epilepsia. Las dietas Keto pueden detener las convulsiones bastante bien. Yo diría que parece algo bueno. Sin embargo, esto funciona la mayoría de las veces para los niños, más que para los adultos.

Diabetes: la dieta Keto puede ayudar a aliviar el riesgo de la diabetes tipo 2. Esto se debe a que la cantidad de azúcar liberada en el torrente sanguíneo se reduce debido a la reducción de la ingesta de carbohidratos. Incluso si la insulina no funciona como se espera, tus niveles de azúcar en la sangre no aumentarán y probablemente no tendrás que preocuparse por la diabetes de tipo 2.

Estimula el cerebro y reduce los trastornos cerebrales: Empecé a darme cuenta de por qué mis altas calificaciones en la escuela se redujeron en algún momento cuando vi a un médico de familia con mi mamá. Nos dijo que comer demasiado azúcar no hace que el cerebro funcione bien. Los médicos también nos dijeron que podría ayudar a mi mamá cuando tuvo la enfermedad de Parkinson y todavía doy ese testimonio cada vez que hablo de ella hoy.

El aumento de su ingesta de grasa creó un efecto neuroprotector en su sistema corporal, y gradualmente sobrevivió a ello. En las sesiones regulares en los hospitales donde voy a capacitarme, siempre me inspiro escuchando a la gente hablar de cómo la dieta cetogénica ha empezado a ayudarles a combatir enfermedades degenerativas como el Alzheimer, el ELA, el Parkinson y el autismo.

Es buena para el corazón: Una dieta regular puede defender tan bien al corazón del colesterol alto que puede desarrollar enfermedades cardiovasculares, que no se encontrará otra igual fácilmente en ninguna parte. Si me preguntas, es bastante seguro.

Con toda esta serie de beneficios que involucran al cerebro, cuerpo, corazón, epilepsia, peso y muchos otros problemas, ¿estás seguro de que no quieres probar la dieta cetogénica?

¿Cómo empezar una Dieta Keto?

¡Ha llegado el momento de empezar! ¿Cómo se empieza? "Kelly, me gusta esto, pero ni siquiera sé cómo empezar. ¿Podré hacerlo alguna vez?" un cliente levantó sus manos en el aire con emoción después de que le hablara de la dieta cetogénica. Si decides preguntarme, probablemente serás la persona número 699 o quizás 700 en preguntarme.

No es gran cosa, para empezar, simplemente haz un plan de dieta, preferiblemente con tu médico, y empieza.

Por supuesto, es probable que sientas un par de molestias y lo que llaman "gripe Keto". Esta es sólo una pequeña enfermedad que te afecta mientras tu cuerpo trata de adaptarse al nuevo sistema. No te preocupes, siempre son leves y tu médico ya sabe que vas a ir a visitarlo, probablemente te dará medicación si la necesitas.

Así que, para empezar, haz un borrador de tu preparación de la dieta Keto, consigue tus nuevos ingredientes y ¡empieza!

A veces, no sabes qué opciones tienes disponibles ya que dicen que no puedes comer todo. Déjalo ir, tengo la lista pronta para ti, ¡siguiente página!

2.
LISTA DE ALIMENTOS PARA LA DIETA KETO

Así que, como algunos de mis clientes, ¿Has oído decir que empezar la dieta Keto significa que sólo puedes comer aquellos alimentos que te dan asco cada vez que los ves en la tienda? Ese tipo de cosas son lo que mi colega llamaría "falsos rumores".

Lejos de estos rumores, hay muchas comidas deliciosas que puedes comer incluso sin carbohidratos. ¡Tranquilo!

Pero el problema es que la mayoría de las personas que están empezando no siempre entienden cómo preparar las comidas, incluso aquellos que empezaron hace mucho tiempo no se han dado cuenta de que preparar comidas cetogénicas no le quita la vida a la comida, sino que le añade color.

Pero antes de hablar de la preparación de las comidas, hablemos de los alimentos que se pueden comer. Dime, ahora que estás en la dieta cetogénica, ¿qué puedes comer? ¿Qué no puedes comer? ¿Acabas de decir que no puedes comer huevos? Ups. Sólo aprieta tus labios y lee. He compilado la lista de alimentos que puedes comer, así que revisa esta lista y dime si son tan malos como pensabas.

Mariscos

No sé cómo, pero tienes que asegurarte. Los mariscos deben ser incluidos en los ingredientes de tus recetas cetogénicas. Los mariscos son realmente buenos. Proporcionan grasas omega-3 y esto es algo que sé que necesitarás mucho una vez que empieces a reducir los carbohidratos.

La mayor parte del tiempo me oyes decir mariscos,

hablo de ostras, sardinas, atún, pulpo, salmón, caballa, mejillones, bacalao, calamares y cualquier alimento que se capture en el mar.

Huevos

Sí, ya lo has visto. Me pregunto quién trajo la asquerosa idea de que los huevos son la forma más segura de aumentar la obesidad. ¿Cómo? *Health Wise* lo dijo en su revista el año pasado que los huevos son inocentes de esa acusación. En cambio, deberías verlos como uno de los ingredientes más saludables para incluir en tus recetas cetogénicas.

De hecho, cada huevo que coges en tu mano contiene unos 6 gramos de proteína y un gramo de carbohidratos. Eso significa una cosa, que los huevos son naturalmente, muy pobres proveedores de carbohidratos. Puedes hacer tus huevos como quieras, fritos, hervidos, con mantequilla, hacerte tortillas, revueltos, y cualquier estilo que puedas recordar, siempre que no los mezcles con alimentos altos en carbohidratos como las patatas.

Otra razón por la que deberías incluir los huevos en su dieta es la facilidad con la que los puede hacer. No tienes que pasar años en la cocina tratando de hacer algo complicado y sofisticado. Y aunque estés en el extranjero, los huevos siempre están disponibles en todas partes. Así que incluso cuando viajes y no puedas preparar recetas especiales, confía en los huevos. Entonces imagino que, si estás de vacaciones, no querrás pasar mucho tiempo en la cocina. ¡Qué invento son los huevos! También son fáciles y rápidos de preparar. Sólo tienes que romperlos y crear algo.

Pero tengo que advertirte, no querrás aumentar el exceso de colesterol en tu cuerpo también, así que no consumas todos los huevos del refrigerador, sólo las serpientes hacen eso, y eres un ser humano, no una serpiente.

Carne vacuna y de cerdo

Si tienes gente cuyo aspecto físico hace que todos se pongan celosos, acércate a ellos y pregúntales si alguna vez han comido carne de vaca y de cerdo. Te sorprenderá saber que la carne de vaca y cerdo son las favoritas de esta gente, al contrario de lo que la gente piensa. De hecho, el Dr. Erickson, un conferencista mexicano llevó a sus estudiantes a una investigación a finales del año pasado. Querían saber cuánta gente pensaba que la carne podía aumentar las posibilidades de obesidad, ¡se sorprendieron con un 73% de resultados positivos en la encuesta!

Vaya, ¿ese tipo de hipótesis sigue viva en este siglo? Si eres miembro de esa clase, coge tu teléfono y llama a cada persona a la que le hayas contado esa falacia.

Así que descansa tranquilo, puede comer carne libremente, no favorece la obesidad. Si notas que estás engordando durante ese tiempo en que aumentas la ingesta, creo que no es exactamente la carne, necesitas considerar otros factores también, ¿con qué la comes? De ahí es de donde sacas las grasas, deja de acusar a los inocentes.

También recuerdo a la Dra. Rashford diciéndonos durante una sesión nocturna: "debes optar por carnes rojas de animales alimentados con plantas cuando tienes la opción". La revista *Earthly Health*, en un artículo publicado el año pasado, también dijo algo al respecto, afirmando que las carnes orgánicas son más ricas en todos los sentidos. Así que, si estás planeando tu dieta, o me vas a invitar a cenar tarde o temprano, recuerda, primero los herbívoros.

Aves de corral

En promedio, cada caldo de ave será un buen complemento para la preparación de la comida keto. Las aves de corral suelen ser productos bajos en carbohidratos, sabrosos, nutritivos y no difíciles de preparar. Pueden alegrar todo en tu plato. Por supuesto, también le dan el sabor de tu sopa. Ni siquiera sé si puedo prescindir de ellos, tanto sea para la preparación de la comida keto o las comidas en general. Si las aves de corral fueran como la pesca, no sería un pescador, sería un cazador de aves, si existe algo así, ¡me encantan!

Estamos hablando de pavo, pollo, codorniz y todas sus familias. Ninguno de ellos debe preocuparte, puedes comerlos todos durante tu dieta cetogénica.

Aceite

Apuesto a que te veo agradeciendo al cielo porque esto está incluido, te conozco, eso es lo primero que haces. Los aceites contienen una impresionante cantidad de lípidos y grasas saludables. Tu cuerpo necesita muchos de ellos para continuar con la cetosis, por lo tanto, no tengo más remedio que marcarlos entre mis recomendaciones. Si el aceite es bueno, no tengas miedo de desbordar, personalmente no puedo comer nada sin mucho aceite en mis comidas. Ya sea pescado, carne o verduras. Así que no te preocupes.

Usa aceite de oliva virgen extra, el mejor, pero prueba también aguacate, coco, almendras y sí, incluso las avellanas son todas para ti. Prueba también el aceite de nuez de macadamia. ¡Qué manjar! Son mis mejores aliados para preparar deliciosos platos cetogénicos.

Frutos secos

No puedo hablar de otros países, pero la mayoría de los frutos secos en los EE. UU. son los snacks exactos que debes tener en el bolsillo cuando estás en la dieta cetogénica. Rara vez considero los frutos secos para platos reales, pero mi lista de snacks siempre está llena de variedad de ellos.

En realidad, no solo los usamos porque son mejores que la mayoría de las frutas durante el período de dieta cetogénica. Son platos especiales sobre los que apuntar para la preparación de comidas. Te ayudarán a combatir la obesidad con tanta fuerza que la acabarán para siempre. Entonces, realmente los necesitas. Ahora hablo de nueces, nueces de Brasil, nueces de macadamia (mis favoritas), avellanas, almendras, maní natural, pistachos, semillas de sésamo (fantásticas para preparar gomasio), semillas de lino, semillas de girasol, semillas de chía y nueces de pecan.

Productos lácteos

¿Quién dice que los productos lácteos son para los

niños? La mayoría de sus grasas son adecuadas para el cuerpo. Por productos lácteos me refiero al queso (hay tantos manjares, tantos tipos de queso que tendrás infinidad de opciones, pero ten cuidado, no elijas los que están saborizados con carbohidratos), el yogur griego (sólo los simples pueden y deben ser incluidos en tu ingrediente de preparación de keto), la nata espesa, la crema agria, el queso de cabra, la mozzarella, el requesón, el queso mascarpone (o como algunos lo llamarían, 'queso crema') entre otros. ¡Me está dando hambre! Creo que pronto volveré a escribir el libro de nuevo. ¡Ahora tendré una buena merienda!

Grasas naturales

Algunos alimentos contienen naturalmente una tasa muy alta de grasas y proteínas. Esto es bueno. Hay tantos de ellos que no estoy muy segura de que pueda dejarte la lista completa. Pero entre ellos, la salsa bearnesa, cebollas, mantequilla de ajo, ostras, atún, tocino, cordero y proteína de suero. Cuando los encuentres, no lo pienses dos veces antes de abastecerte. El vendedor tendrá que pensar que estás organizando una cena para un cuartel de soldados.

Bebidas

¡Ya era hora! Hemos estado hablando de alimentos y alimentos y alimentos todo el día. ¿No deberíamos estar hablando de bebidas también? Claramente, de ninguna manera, no puedes beber alcohol como un camión cisterna. No puedes esperar beber como una esponja y mantenerte delgado y saludable. Es una misión imposible.

Hablando en serio, hay una enorme lista de cosas que no deberías beber porque proporcionan calorías innecesarias y dañan tu cuerpo. Pero en lugar de aburrirte con todas ellas, hablemos un poco de lo que puedes beber.

Puedes disfrutar de té negro, rojo, verde, blanco y de hierbas, puedes beber tés de hierbas y también se te permite beber agua de coco, siempre y cuando no bebas como si fueras un camello en el desierto. No exageres.

El café negro también está permitido y puedes elegir mezclarlo con mantequilla, crema o aceite de coco. Algunos de mis colegas recomiendan beber leche de almendras sin azúcar, no me gusta mucho, pero pruébala. También está el caldo de huesos, increíblemente genuino, saludable y rico en propiedades beneficiosas, una verdadera cura para el cuerpo, un elixir que se ha preparado desde la antigüedad.

Casi olvido decirte que el agua potable está permitida. ¿Tenías alguna duda? Para colmo, puedo decirle que puedes preparar jugos de vegetales saludables y también puedes beber un vaso de vino durante las comidas. Pero no más.

Frutas

Normalmente, después de empezar mi sermón sobre lo que se debe y no se debe comer, casi todos mis clientes empiezan a hacerme la misma pregunta. Tal vez también se te ocurrió a ti. No me sorprendería. Normalmente me dicen: "espera, no has mencionado las frutas, ¿es para decir que no podemos comerlas?" Odio verter agua fría sobre el espíritu de mis clientes, pero no hay otra respuesta que "sí". Necesitas ver la mirada en su cara, ¡Dios! ¡No quiero ver la mirada en su propia cara ahora mismo!

Francamente, lo que hace que la mayoría de las frutas no estén en la lista de preparación de la dieta Keto es que contienen un nivel muy alto de carbohidratos. Su azúcar es tan alta que no puedes permitírtelo. Sin embargo, algunas como el aguacate, la sandía, los limones, el pomelo, la fresa, la mora, la oliva, la ciruela y la frambuesa se pueden comer. Yo digo que tomes melocotón, kiwi o cereza si realmente necesitas comer una fruta de vez en cuando. Pero no deberían llegar a la preparación de la dieta Keto, así que usarlas significa saltarse tus propias reglas. No diré que sí a eso, pero es mucho mejor que el alcohol. Si te hace realmente feliz, cómelas de vez en cuando.

Productos Horneados

Llegamos a mis productos favoritos. Productos horneados. Claro que hablamos de sándwiches, rosetas, galletas, palitos de pan, wraps, galletas, panecillos y pizza. Ahora me dirás: "Espera Kelly, pero no puedo comer carbohidratos, ¿qué estás diciendo? ¿Me estás gastando una broma?" No, queridos, tienen que saber que estos productos se pueden hacer con harinas bajas en carbohidratos. Hay muchas harinas alternativas a las del trigo, como la harina de almendras, coco, avena, sésamo, lino. Pero hay muchas otras.

Tal vez ya hayas leído mi libro:

"PAN CETOGÉNICO: Recetas de Pan Casero para una Dieta Baja en Carbohidratos para Bajar de Peso: Panes, Panecillos, Palitos de Pan, Pan de Maíz, Magdalenas, Galletas, Tortillas, Pizza y Recetas Sin Gluten".

Este libro detalla las deliciosas y fáciles recetas que puedes usar con tu máquina de pan. Puedes ser un principiante, sin saber cómo hornear, o puedes ser un panadero avanzado buscando expandir tus habilidades.

Este libro de recetas se ajustará a cualquier nivel de habilidad que tengas en la panadería. Puedes usar este libro de cocina para probar nuevas habilidades culinarias y divertirte en familia, probando algo nuevo cada semana.

Una de las mayores desventajas de ser totalmente cetogénico es que tienes que dejar de lado los productos horneados como el pan, los bollos, los panecillos, las magdalenas, etc. Esto es un sacrificio demasiado grande para mucha gente y es un obstáculo frecuente en el camino hacia la pérdida de peso cetogénica.

"PAN CETOGÉNICO" pretende resolver ese problema. ¡Mucha gente no se da cuenta de esto, pero hay muchos deliciosos productos horneados que pueden ser hechos usando sólo ingredientes bajos en carbohidratos que cumplen totalmente con una dieta cetogénica!

Una de las razones por las que la gente no empieza a hacer su propio pan cetogénico en casa, es por el mito de que hacer su propio pan es difícil o requiere mucho equipo especializado.

¡Nada más lejos de la realidad! Todo el equipo necesario para hacer un delicioso pan bajo en carbohidratos en casa es muy probable que ya esté en tu cocina.

Necesitarás algunos buenos tazones para mezclar, papel para hornear, latas de panecillos, y algún ingrediente simple que puedas encontrar fácilmente en tu tienda de comestibles local. ¡Eso es todo! No hay nada complicado en eso, ¿verdad?

Condimentos

"Kelly, ¿no más condimentos?" Un cliente que se había marchado después de escuchar lo que debía y no debía comer, regresó unos minutos después para preguntarme. Por diversión y descubrimiento, mis dedos se entrelazaron en mi mesa mientras mis piernas tamborileaban en el suelo mientras miraba al hombre por unos segundos.

"Entonces, la gente ama tanto los condimentos". Comenté. Los condimentos son aquellas cosas que en realidad no forman parte de tu dieta, pero decidimos agregarlos para que tengamos sabor, sabor o color. Una serie de alimentos que hemos visto anteriormente se pueden utilizar para preparar algunos condimentos.

Esa es otra razón por la que la dieta cetogénica puede no haber funcionado muy bien para ti si la has probado antes, es posible que hayas incluido algunos condimentos que están listos para destrozar todos sus esfuerzos y asegurarte de que estás ganando peso. Olvídate de las salsas envasadas. Contienen una cantidad de carbohidratos y azúcar que podrían hacer que te olvides de cerrar la boca en estado de shock. Tampoco son saludables. Algunos como sal y pimienta, tapenade de aceitunas, pesto, mayonesa. Las hierbas también son buenas en general. Romero, perejil, albahaca, tomillo, mejorana, cebollín, ajo, todos ellos. También puedes usar jugo de limón o lima para condimentar tus platos.

Verduras

¿Quién se atreve a olvidarse de las verduras? Se encuentran entre los mejores ingredientes que debes incluir en tu dieta cetogénica. Son como soldados entrenados llevados a la guerra, saben lo que quieres y lo que necesitan hacer, todo lo que necesitas hacer es hundirlos en los platos y en tu vientre. Luego espera y observa cómo hacen maravillas. Personalmente he descubierto que los fritos en aceite de oliva o mantequilla son los más agradables al gusto. También hacen maravillas.

Sé que su sabor puede hacerte olvidar las papas y el arroz, pero la razón más importante por la que debes agregar verduras a tu dieta cetogénica no es sus colores llamativos y su exquisito sabor, es la cantidad de nutrientes que puedes obtener. Las verduras pueden proporcionar todos los nutrientes que necesitas obtener de las frutas. No compres congelados o hervidos. Consume solo vegetales orgánicos.

Hay un centenar de variedades, pero puedes probar espárragos, pepinos, champiñones, espinacas, berenjenas, coles, brócoli, alcachofas, bok choy, judías verdes, ajo, tomates, jengibre, col rizada, calabaza de verano, apio, pimiento y cebolla. Usa verduras a tu gusto, nunca consumirás las suficientes, no temas exagerar

Diario de comida

Lo sé, esto no es un alimento, pero quería incluirlo de todos modos. Será muy útil. Con un diario establecido, te será mucho más fácil controlar tu dieta y te ofrecerá muchos beneficios. Por ejemplo, estarás más atento a lo que comes, limitarás las malas elecciones, conocerás mejor tus hábitos, no tendrás más excusas y podrás seguir tu progreso. Entonces, si no tienes uno, ¡cómpralo ahora!

Comidas que se deben evitar

Bien, hablemos entre nosotros. En este momento, eres como una mujer embarazada que necesita ver a un médico cada vez para asegurarse de que algo está bien o mal para comer para asegurarse de que dará a luz a su bebé sin complicaciones. Esta vez, no estás dando a luz a un humano, estás deshaciéndote de algunas grasas acumuladas que se apilan como sacos por todo tu cuerpo.

También en tu propio caso, es necesario que los

expertos te digan qué comer y qué no comer, y tendrás que cocinar basándote en esa información.

Ya he enumerado los principales alimentos que puedes preparar en tu dieta cetogénica, y ahora creo que debería informarte sobre los que debes fruncir el ceño solo por olerlos, no por hablar de cocinarlos o comerlos.

Casi todo está permitido como puedes ver. Lo que no puedes comer se enumera a continuación:

Frutas

Sí, no te sorprendas. He decidido ponerlas en la parte superior de la lista porque es difícil entrar a una casa estadounidense y no encontrar una canasta de frutas. Naturalmente, no es una mala idea; tu sabes que los médicos te dirían que comas. Pero hay frutas que debes eliminar de tu dieta cetogénica.

Entonces, "manzanas, peras, plátanos" y la mayoría de las otras frutas son elementos muy malos para incluir en la dieta de una persona que quiere perder peso y que sigue una dieta cetogénica. Ahora debes saber por qué, lamentablemente contienen mucha azúcar natural. Consume las que hemos visto en las páginas anteriores.

Alcohol

Sé que esto tampoco parece una buena noticia. Pero no tienes elección. Necesitas quemar grasas; necesitas dejar el alcohol. Solo necesitas verificar la etiqueta de la mayoría de esas bebidas y ubicar el asombroso porcentaje de azúcar en ellas. Créeme, esa cantidad puede hacer que te tambalees.

Debes asegurarte de no seguir una dieta alta en carbohidratos. Incluirlos en tu dieta arruinará todos tus planes.

3.
¿QUÉ ES LA PREPARACIÓN DE COMIDAS?

Hemos llegado a la clave que nos ayuda a mantener un estilo de vida saludable a lo largo del tiempo, la "preparación de comidas" (o Meal Prep).

Te ayudará a evitar tentaciones innecesarias de alimentos poco saludables cuando no tengas tiempo y quieras cocinar. Y, por supuesto, con la "preparación de comidas cetogénicas" perderás peso de forma saludable.

¿Qué es la preparación de comidas?

La preparación de comidas es uno de los desarrollos más bienvenidos del siglo. Gracias a la tecnología, nos resulta muy fácil preparar comidas y conservarlas durante un período de tiempo muy largo. De eso se trata la preparación de comidas. La preparación de comidas en el lenguaje más simple es el hábito creativo de preparar las comidas de una manera que no se comen por completo de inmediato, se pueden guardar durante un largo período de tiempo, digamos una semana. De hecho, se cocinan y almacenan para comerse en otro momento. Por lo general, no tienes que cocinar como si estuvieras organizando una boda cuando preparas la comida.

Las preparaciones de tus comidas se pueden planificar de la manera que creas que más te sirva a ti, ya que hay muchos estilos que puedes usar al preparar la comida. La gente hace esto porque piensa que estará demasiado ocupada para cocinar y les encantaría seguir comiendo cosas ricas. Algunos lo hacen porque odian entrar a la cocina muchas veces para cocinar. Sin embargo, no los culpo, ser un gran cocinero puede ser una buena idea, pero pasar demasiado tiempo en la cocina no lo es.

También es un sistema que te permite seguir dietas con mayor facilidad. Muchas personas no cumplen con las dietas porque no tienen tiempo para preparar las comidas. A veces, están demasiado ocupados para hacerlo, otras veces, demasiado cansados. Y como suele ocurrir en estas condiciones, hay quienes comen comida chatarra. De cualquier manera, terminas rompiendo la regla de no consumir carbohidratos. Te lo digo, no creo que sea una buena elección. No hay mejor manera de salvarse de esas historias que preparar comidas cetogénicas. Es el método más seguro, rápido, económico y útil para asegurarse de no abandonar la dieta por la mitad porque no puedes cocinar.

Razones para comenzar a preparar la comida

Hay muchas razones por las que la preparación de comidas debería ser cosa de todos. Esas razones afectan a los negocios, la dieta cetogénica, la estructura familiar y algunas otras cuestiones. Quizás tenga que escribir una enciclopedia para eso algún día. Sin embargo, para una persona promedio, que está siguiendo la dieta cetogénica, también hay cientos de razones. Y, por favor, no levantes las cejas, no tendrás que leer otro libro para encontrarlas. Cada una de las razones por las que debes probar la preparación de la dieta cetogénica se destaca a continuación, pero debo recordarte que estos beneficios son más de lo que cualquiera podría decirte, es probable que descubras aún más a medida que comienzas a practicarla. Ahora veámoslas juntos.

Ahorra mucho estrés

Sí, la idea es perder peso, pero no creo que tengas que cansarte cada vez que preparas las cosas que necesitas. No, el cansancio y la fuerza no son pérdida de peso. No hay mejor manera de salvar tu cuerpo del sangriento calor que amenaza con consumirlo en la cocina hasta tres veces al día. Todos los que han estado bastante tiempo en la cocina pueden decirte que doblarte y pararte mientras cortas, rebanar y agregar no es exactamente divertido. Es un tipo de problema que nadie quiere enfrentar después de pasar un mal momento en el trabajo. No importa cuán sencillo sea tu trabajo, a menudo ocurren imprevistos y cocinar bien es una actividad que no siempre podemos hacer. Es por eso que la mayoría de los estadounidenses visitan regularmente un restaurante u otro. Como persona que sigues la dieta cetogénica, entrar en restaurantes no está entre tus opciones. Ni siquiera de vez en cuando. Eso es porque allí no preparan platos cetogénicos. Así que es mejor si preparas tu propia comida. Piensa en la cantidad de estrés que puedes evitar si preparas las comidas para la semana con anticipación. Todo lo que tienes que hacer es abrir la nevera, calentar y comer. Esto simplifica tu vida, ¿estás de acuerdo conmigo?

Ahorra tiempo

La idea de tener que preparar el desayuno todas las mañanas, a veces preparar el almuerzo, ya que es posible que no estés en casa para el almuerzo, y arrastrar los pies a casa para preparar la cena nuevamente es algo que enoja a muchas personas. No puedo imaginarme abriéndome camino por las calles toda la mañana, navegando entre columnas y filas todo el día en el trabajo, reuniéndome con los clientes y pensando en cómo volver a casa en medio de la noche y comenzar otro ritual de agacharse y estar en la cocina.

"¡De ninguna manera!" Un hombre de 45 años golpeó mi mesa después de que le dije que tal vez tendría que regresar a casa todas las noches de su largo trabajo como oficial de seguridad, para cocinar lo que fuera a comer, para seguir la dieta correctamente. Es imposible que se alimente de bocadillos todo el día y la noche. Se necesitaron muchas palabras dulces, sonrisas y compostura para calmarlo. Realmente lo sintió como una herejía. Pero, ¿podemos culparlo? Fue una reacción natural, después de trabajar duro todo el día en el trabajo, ir a casa y conseguir comida no es divertido. Pero si lo tienes todo preparado antes, no importa lo agotador que haya sido tu día, no volverás a casa con una ira renovada hacia los utensilios de cocina. Todo lo que tienes que hacer es tomar tu ración ya preparada y cenar. Es realmente una calma y un alivio ir a casa y comer algo bueno y saludable después de un día duro. Si la preparación de la comida no existiera, ¡debería inventarse!

Te motiva a seguir

Te resultará muy fácil seguir con tu dieta cetogénica si no tienes que entrar a la cocina todo el tiempo. Es mucho más fácil cuando todo, incluida tu dieta, ha sido preparado de antemano, todo lo que necesitas hacer es abrir un refrigerador. Cuando surja la necesidad, también se puede usar un horno, un calentador, un par de otros alimentos. Esta es una gran conveniencia, una vez que la hayas probado, no podrá prescindir de ella. ¡Te lo garantizo!

Reduce los costos

Atrás quedó la era en la que tienes que invertir una buena parte de tu salario en restaurantes. Todo lo que obtienes por tu dinero son carbohidratos y condimentos. Si puedo decirlo, esa es la causa de la obesidad en primer lugar. Trata de contar cuánto ahorraría si no fueras a los restaurantes a comer alimentos que engordan. Los estudios empíricos muestran que cocinar en casa es mucho más barato que comer en restaurantes. Es incluso más barato cuando compras tus ingredientes a granel, en algunas tiendas. Eso significa que, con este nuevo plan, no solo se eliminarán los cargos escandalosos, sino que esta vez tendrás soluciones a un precio mucho más barato del que has estado pagando.

Creatividad

Sí, hay ingredientes para usar y proporciones a considerar, pero ¿cómo mezclarlos? Ese es un desafío en el que me gusta pensar cada vez que quiero hacer dietas. Siempre es divertido verte sacando a relucir algo completamente diferente cada vez que cocinas. Es divertido pensar en cocinar de manera diferente y, a veces, hacer experimentos creativos. ¿Por qué no intentar agregar esto y aquello en lugar de esto otro? Esto es lo que pasa cuando empiezas a cocinar. Sabes por qué pongo énfasis en eso, ese desafío divertido es algo que esperamos en mi familia todas las semanas, oirías: "¡Cristo! ¡Kelly, no hay pimienta!", Mi madre gritaba sorprendida a veces, "ahora dime, ¿así es como nos alimentarás a todos durante el resto de la semana? " Todos aplaudimos juntos los mejores platos y nos reímos de los que a veces no cocinan muy bien. Es el trabajo en equipo lo que verdaderamente une a la familia. Después de todo, comer siempre ha sido una oportunidad para estar juntos.

Te ayuda a mantenerte organizado

Toda persona debería estar organizada. Así es como puede estar seguro de dónde, cuándo y qué es lo siguiente que debe hacer. Realmente importa cómo planificas tu carrera, pasas tus días y determinas qué más quieres hacer con tu vida.

Es difícil de creer, pero si la pérdida de peso es parte de tus planes y las dietas cetogénicas son tu elección de cura, hacer dieta con una preparación de comidas cetogénicas es una de tus mejores oportunidades.

No solo va a ser relativamente fácil resolverlo todo, será en el momento oportuno y, entre otras cuestiones, debes pensar en que el cómo y el qué comer está solucionado. En el sentido de que ya no tienes que preocuparte por qué y cómo comerlo. Ya has planificado tus comidas a lo largo de la semana. No hay mejor manera de comenzar la semana. Tus otras actividades también se beneficiarán.

¿Aún tienes dudas? Esta preparación de comida es fenomenal, es una de las formas más sólidas de asegurarte de seguir la dieta correctamente. Así que planifica con anticipación y también te ayudará a organizarte para tus otras cosas. Ya no tienes que preocuparte por estar demasiado ocupado o cansado de hacer algo y no seguir tus horarios de comidas.

Planificarás de antemano las grasas, proteínas y carbohidratos que consumirás a lo largo de la semana. Los beneficios que puedes obtener de la preparación de comidas cetogénicas van mucho más allá de comer y planificar durante una semana.

Hay muchas cosas que descubrirás personalmente a medida que te adentres en la misión de preparación de la dieta cetogénica, por lo que es mejor permitirte descubrir estas cosas personalmente y comenzar a tratar otros temas, como las formas de preparar las comidas.

Formas de preparar la comida

La preparación de comidas no es algo muy elaborado, por lo que solo hay algunas formas de hacerlo. Por lo general, eliges según tu situación personal y tus objetivos. Por ejemplo, estás haciendo esto para controlar tu dieta, porque probablemente estés ocupado y porque probablemente no habrá nadie en casa para ayudarte a cocinar en los próximos días. O simplemente porque eres alérgico a la cocina y no quieres comer todo el tiempo. Cualquiera sea la causa, todavía hay solo cuatro opciones para elegir.

Preparación del día anterior

Hay quienes no les gusta preparar la comida una semana antes y hay quienes prefieren preparar el almuerzo y la cena el día anterior. Eso es porque, con razón, no quieres comer lo mismo toda la semana. Por ejemplo, estás cocinando alimentos para consumir de inmediato, en este caso no te bastará con doblar la dosis para preparar la comida del día siguiente, ni triplicar la dosis si lo deseas para el día siguiente. En este caso, cocinarás solo 3-4 veces por semana.

Cocinar para toda la semana

El concepto es muy sencillo, como ya estás cocinando, debes hacerlo en abundancia y hacer más comidas para conservarlas. Organiza tu menú semanal. Solo tendrás que preocuparte de sacar la comida y calentarla. Este método te permite cocinar todas las comidas de la semana en un solo momento por adelantado. Tendrás que cocinar una sola vez y todas a la vez: la comida preparada se guardará en la nevera o el congelador para que la tengas lista cuando la necesites en los días siguientes. Como dijimos antes, es una solución perfecta cuando no tienes tiempo para cocinar. Este método te permite dedicarte más a cosas importantes, como tu familia y tus pasiones. ¡La cocción por lotes es fenomenal!

Comidas en porciones individuales

Con este método tendrás que pensar en tus recetas como si estuvieras sirviendo comidas en un restaurante. Después de cocinar, subdividirás todos los alimentos en porciones individuales y los mantendrás por separado. Así que el punto es preparar las comidas individuales juntas para que puedas tomar una y calentarla fácilmente, sin tener que rehacer las porciones todo el tiempo. Divides en porciones de antemano.

Ingredientes listos para cocinar

Este es el último método de preparación conocido. Su funcionamiento es que preparas prácticamente todos los ingredientes antes de cocinar, por lo que solo necesitas volver a la cocina, mezclarlos y hacer los platos. Esto suena ideal para las mamás y los papás que trabajan desde casa. Sin embargo, puedes usarlo siempre si lo que quieres es comer fresco.

Cocina los ingredientes por separado y luego combínalos a tu gusto según la receta que desees preparar. Todo lo que tienes que hacer es preparar los ingredientes por separado y guardarlos en la nevera o incluso congelarlos. Otra ventaja es que prepararás la comida en base a las ganas del día. Por lo tanto, no elegirás tus recetas una semana antes, sino que decidirás qué ingredientes combinar y para qué prepararlos. Todo lo que necesitas hacer es descongelarlos o sacarlos del frigorífico, montarlos y sofreírlos en una sartén. ¡Esta solución es fantástica!

Dime una cosa antes de comenzar con los consejos y trucos más simples para ahorrar tiempo y dinero, ¿cuál de estos métodos te gustó más? ¿Cuál crees que es el adecuado para ti?

4.
CONSEJOS Y TRUCOS

Preparar una comida no es una de esas cosas que necesitas pasar siglos haciendo. Es cocinar, no construir. Debería ser incluso más fácil, rápido y barato que preparar una comida tradicionalmente o ¿no lo haces para ahorrar tiempo y energía? Ahora mismo, recuerdo una escena en particular durante mis primeros días como dietista. Recomendé la dieta keto para una joven ocupada. A esta mujer le resultaba muy difícil cocinar cada día y cada noche, así que llamó para ver si podía conseguir un cocinero pago. Le sugerí con delicadeza, "¿por qué no intentas preparar la comida? Por supuesto, me escuchó atentamente cuando empecé a ofrecerle la variedad de opciones que puede probar, y luego colgó después de darme las gracias.

Pero me sorprendió la semana siguiente, casi pensé

que estaba allí para matarme con la forma en que entró en mi oficina. "Si no puedes ayudarme, ¡no te metas en mi vida! Siendo mi primera vez, sentí aprensión. Empecé a preguntarme qué pasó hasta que me di cuenta de que cocinar a granel puede ser muy difícil y costoso. Así que trabajé con algunos colegas para hacer una investigación muy fiable sobre cómo preparar mejor las comidas. Descubrimos algunos hechos, veámoslos juntos.

Consejos para ahorrar tiempo y dinero

Aprovecha los tiempos muertos

Cuando mis clientes comienzan a decirme cómo prepararon sus comidas cetogénicas, a menudo me doy cuenta de que no es que sean perezosos, es algo en lo que la mayoría de la gente no piensa. Cuando tengas tiempo, prepara las cosas, aunque no estén todas juntas. Aprovecha el tiempo de inactividad. Si puedes picar algunas verduras esta mañana y freírlas, asar el pollo la noche siguiente, cortar los pimientos en otra oportunidad y mantenerlas todas guardadas y saludables en el refrigerador, ¿por qué esperar a cansarse el domingo?

Es un simple truco para ganarle al tiempo, y no importa lo ocupados que estemos, siempre podemos dedicar un par de minutos en la cocina a hacer una cosa u otra.

Prueba la lista previa y la organización

Una de las formas más importantes de desperdiciar el tiempo es llegar a la cocina y empezar a preguntarse: "¿Dónde puse la sal? ¿Juan, dónde está la cebolla? ¿Quién sacó los huevos del coche? ¡Oh! No puedo encontrar la sartén, ¿Quién la cambió de lugar? ". Correr de un lado a otro en busca de ingredientes no es realmente una idea fantástica, te enojarás, perderás toda tu emoción y desperdiciarás tu energía arrastrándote por la cocina sin propósito. Fin de la historia, estarás agotado incluso antes de empezar. Dime que eso no pasa.

Días antes de la preparación de la comida, debes preparar sus utensilios para el trabajo. Haz una lista de las cosas que necesita, los ingredientes también, por supuesto, prepáralos y organízalos para facilitar el trabajo, es posible que necesites contenedores de comida adicionales para asegurarse de que cada artículo se guarde y se ubique fácilmente, pero consíguelos, vale la pena. Pruébalo y te sorprenderás al mirar tu reloj y ver que perdiste la mitad de tiempo de lo que solías perder.

Multi Tareas

¿Qué hay en tu preparación de comidas para la semana? ¿Hay alguna forma de hacer dos cosas a la vez o configurar una máquina para que comience a hacer algo mientras otra hace otra cosa? ¿Qué preparaciones podrían hacerse juntas?

Es un razonamiento simple, pero la mayoría de la gente apenas cree que puede combinar dos o tres cosas juntas. Si estás combinando una variedad de alimentos, probablemente encontrarás los que se pueden cocinar en una sartén y los que son de olla.

Aprovecha todos los fuegos que tienes disponibles. En lugar de usar solo uno, si usas los 4, será 4 veces más productivo. Parece extraño, pero muchos no lo piensan, sin embargo, es algo tan simple y banal.

Luego, mientras la comida se cocina en el horno, prepara otras cosas, puedes hacer algo en el horno y otra cosa en el microondas. Y luego prepara algo también con otros utensilios de cocina. Descubrirás que has recorrido cinco kilómetros por minuto.

Independientemente de lo que estés preparando, siempre hay cosas que pueden hacerse juntas, así que anótalas antes de comenzar. Toma papel y lápiz y estudia cómo puedes optimizar el tiempo.

Prueba con cosas pre-cocinadas

Esto no es sólo para ahorrar tiempo, es una forma segura de ahorrar dinero. Conseguir verduras congeladas y productos pre cortados es algo que aconsejo especialmente a la gente súper ocupada. Por supuesto, siempre recomiendo tomar alimentos orgánicos, pero en algunos casos, para ahorrar tiempo, puedes usar productos congelados pre cortados de alta calidad, como verduras, pescado, cerdo, los condimentos permitidos y todo ese tipo de cosas. Suelen ser más baratos que los crudos. Suelen ser más pequeños ya que han sido procesados y recortados al tamaño exacto que deseas.

No siempre usamos todas esas cosas que compramos en el mercado, a menudo descartamos algunas partes, de todos modos y de esta manera, algo de dinero extra se va a casa contigo. Algunas personas piensan que las cosas procesadas no son exactamente saludables, pero ¿no es eso de lo que un americano promedio se alimenta? Todo en cada restaurante es procesado, y esto es América, el líder de los países avanzados en el mundo. Sólo tienes que bajar tus preocupaciones, la mayoría de las industrias de procesamiento hacen productos muy fiables, en primer lugar, porque están en la competencia y también porque si lo que hacen no es lo suficientemente bueno, se prohíbe de inmediato. Los estándares de calidad de estos productos congelados y pre cortados están mejorando afortunadamente a lo largo de los años.

Algunos dietistas piensan que se puede usar una olla de cocción lenta, dejarla en el fuego y salir a hacer otras tareas, y eso no es una muy mala idea. Son accesorios, pero, ¿qué pasa si algo sale mal?, ¿qué pasa si algo se incendia y no estás ahí para controlar las cosas? ¿Es un plan elaborado para incendiar todo lo que tienes? Ni siquiera puedes usarlo en momentos urgentes en los que necesitas cocinar y salir.

Cómo ahorrar dinero en la preparación de comidas

Como ya habrás notado, el gasto en alimentos representa una gran parte de los gastos del hogar, por lo que es importante intentar utilizar formas de ahorrar dinero. Pero debemos tener mucho cuidado de ahorrar en comida porque estamos hablando de las cosas que comemos, y somos lo que comemos.

El objetivo, por tanto, no es ahorrar en todo, sino ser eficaz, es decir, recortar esos gastos inútiles sin tener un impacto negativo en el estilo de vida y la salud.

Empecemos por los consejos.

 # 1 ¡Haz una lista de compras y respétala! Esto parece obvio, pero hay muchas personas que compran en la ola del hambre o la glotonería. Respeta tu lista, ¡lo que no escribiste no debe comprarse!

 # 2 Lleva bolsas de compras de casa. Además de ser una opción ecológica que es buena para el medio ambiente porque tiene un menor impacto ambiental, este pequeño truco te dará compras gratis al año. Haz las cuentas y luego dime.

 # 3 Lleva un registro de lo que gastas. Esta es una regla que también funciona en el negocio, marca todos tus ingresos y gastos, estarás más pendiente de tus gastos. Prueba, notarás muchas cosas, conocerás mejor tus gastos, sabrás dónde acaba tu dinero. Si encuentra algo anormal, podrás corregirlo.

 # 4 Aprovecha ofertas y promociones. Cuando vayas de compras, ten mucho cuidado, hay productos con descuento todos los días. Cuando los encuentres, compra un poco más durante las próximas semanas (por supuesto, ten cuidado con las fechas de vencimiento). Presta atención a los cupones que puedas encontrar en muchos sitios en línea y en revistas. Al final del año habrás ahorrado mucho dinero.

 # 5 Autoproducción. Intenta producir tanto como te sea posible. Hacer pan (no te olvides de mi libro PAN KETO), conservas, mermeladas y otros productos alimenticios que te permitirán evitar la compra de productos pre envasados, por lo que ahorrarás dinero y comerás más sano.

Mantente dentro de tus límites

Comprar un jet es algo que todo el mundo quiere,

pero la mayoría de la gente no se lo puede permitir. Algunos tomarían préstamos, acumularían deudas y terminarían odiándose a sí mismos y a lo que compraron. Me gustan muchas cosas que encuentro en los supermercados, pero cuando no puedo pagarlas, vuelvo la mirada hacia el otro lado como si ni siquiera existieran. Esa también es la mejor manera de preparar las comidas. No puedes pagar los espárragos ahora, pero sí el apio, ¡tómalo! Agrégalo al próximo presupuesto y cómpralo cuando puedas hacerlo. Aunque gastar tu dinero en lo que alimenta tu estómago es genial, asegúrate, solo asegúrate de tener un presupuesto sólido que cubra otras áreas. No estás en la tierra solo para comer cariño, no eres una oruga.

Come variado

Si bien parecerá que estás cambiando el sabor de lo que te llevas a la boca, en realidad puede ahorrar algo de dinero cambiando lo que comes. Los precios nunca permanecen estables. Como hemos dicho antes, aprovecha las ofertas. Probar algo nuevo puede hacer que tu bolsillo siga siendo feliz.

No desperdicies comida

A menudo, al preparar una receta, tendemos a desechar ciertas partes de la comida. Este es un error costoso que muchas personas cometen, está mal tirar las piezas solo porque no son necesarias en este momento. Con sobras a veces se pueden hacer recetas muy deliciosas.

No importa lo poco que sea, la mantequilla, el brócoli, los extractos de vainilla o el aceite de coco, no los tires a la basura. Ese día, la única cantidad que necesita para preparar su comida perfecta es ese tamaño, así que guárdalo para otro día en lugar de gastarlo nuevamente.

Todas las demás cosas que debes hacer ya están ocultas en todas estas instrucciones. Tengo que usar el comentario de un cliente ahora, 'con todos esto, amigo, tu dinero está en tu bolso, ¡tu tiempo en tu mano!

Bueno, ¿qué necesito para comenzar la preparación de comidas?

5.
UTENSILIOS DE COCINA PARA LA PREPARACIÓN DE COMIDAS

Hace solo unos segundos, recuerdo haberte hablado de algunos consejos sencillos que puedes utilizar para ahorrar tiempo y dinero. Dije que puedes ahorrar mucho tiempo dando dos pasos a la vez. Ahora bien, si debe hacer dos o tres cosas al mismo tiempo, entonces al menos deberías saber aquellas cosas que deberías tener, aquellas que pueden funcionar juntas y aquellas que nunca lo harán. Por lo tanto, te voy a contar todos los utensilios de cocina que necesitarás para preparar una comida rápida, fácil y agradable.

¿Qué deberías encontrar en tu cocina si estás preparando comida

Debes tener herramientas para preparar las comidas

Herramientas para medir alimentos

Solo debes asegurarte de tener herramientas que puedas usar para medir la cantidad total de cada artículo que estás usando. Es por eso que estoy hablando de báscula para alimentos y tazas y cucharas de medir.

Para la correcta realización de las recetas, se necesitan las dosis adecuadas. Tienes que asegurarte de haber seleccionado las cantidades correctas de ingredientes, no puedes hacerlo a ojo, ¡tienes que medir!

No querrás agregar muy poca o demasiada sal a las verduras. Nadie quiere probar algo salado o insípido, al menos yo no. De todos modos, ese es solo un ejemplo.

Contenedores

Necesitas muchos tazones porque hay mucho que picar, enjuagar, remojar y mezclar simultáneamente. No te emociones si tiene dos o tres, necesitas muchos más. Debes tener alrededor de seis. De esa manera, puedes remover, mezclar, hervir, enjuagar, etc. en cada uno sin esperar al otro. Debes conseguir coladores, tarros y ralladores.

Platos, cubiertos y tablas de cortar

Tener cubiertos, es bastante obvio. Son

fundamentales. Asegúrate de tener cuchillos afilados y limpios, cucharas para mezclar y platos de diferentes tamaños y un buen juego de tablas de cortar. Mi pieza favorita es el cuchillo de verduras, desde que lo probé ya no puedo prescindir de él. ¿Alguna vez has visto cocineros en la televisión cuando cortan verduras? Aquí, usan solo eso. Un buen equipo te ayudará a cocinar mejor y a aumentar tu creatividad.

Máquinas y utensilios de cocina

Estamos hablando de hornos, ollas, ollas a presión y ollas de cocción lenta. También debes tener algunas sartenes, sartenes antiadherentes y también mi sartén favorita, la de cobre. Encontrarás un procesador de alimentos multiusos muy conveniente. A menudo uso mi máquina de pan para hacer pan cetogénico, pero ya lo he discutido extensamente en mi libro "Pan Keto".

Accesorios de almacenamiento

Necesitas saber algo muy importante: la correcta conservación de nuestros alimentos afecta nuestra salud y nuestro bienestar físico y mental. Por lo tanto, asegúrate de tener accesorios de almacenamiento de alimentos de calidad, como frascos de vidrio, cuencos y otros tipos de recipientes. Personalmente, encontré la Lonchera Fresca muy útil, ¡pero nadie conserva el envasado al vacío! En definitiva, asegúrate de almacenar bien tu comida para que esté bien conservada, es muy importante.

Indicaciones especiales para comidas cetogénicas

Si estás en la dieta keto, probablemente necesitarás prácticamente todo lo que he mencionado anteriormente. Una comida Keto no es particularmente diferente de una comida promedio, pero recomendaría dos accesorios que son particularmente usados para preparar comidas bajas en carbohidratos.

El primero es el espiralador de verduras. Hay varias formas y tipos, será muy útil para las verduras y a veces también para la fruta.

El segundo accesorio es la freidora de aire. Estos dispositivos son herramientas ingeniosas, permiten freír con el calor del aire en lugar del aceite, como sucede con las freidoras clásicas. No lo creerás, pero puedes cocinarlo todo. No es coincidencia que el tercer libro de mi colección esté dedicado a las recetas que puedes preparar con tu freidora de aire. ¡No te lo pierdas!

A menos que mañana salga un nuevo utensilio de cocina, ¡es todo lo que necesitas para cocinar bien! Ahora te preguntarás, "Bueno, tengo todo, ¿qué estamos cocinando?" ¡Empecemos!

6.
TABLA DE CONVERSIÓN

Conversiones de volumen: normalmente se usa solo para líquidos	
Cantidad habitual	Equivalente métrico
1 cucharadita de té	5 mL
1 cucharada o 1/2 onza líquida	15 mL
1 onza líquida o 1/8 taza	30 mL
1/4 taza o 2 onzas líquidas	60 mL
1/3 taza	80 mL
1/2 taza o 4 onzas líquidas	120 mL

2/3 taza	160 mL
3/4 taza o 6 onzas líquidas	180 mL
1 taza u 8 onzas líquidas o media pinta	240 mL
1 1/2 tazas o 12 onzas líquidas	350 mL
2 tazas o 1 pinta o 16 onzas líquidas	475 mL
3 tazas o 1 1/2 pintas	700 mL
4 tazas o 2 pintas o 1 cuarto	950 mL

Conversiones de Peso	
Cantidad habitual	Equivalente Métrico
1 onza (oz)	28g
4 onzas *o* 1/4 libra	113g
1/3 libra	150g

8 onzas *o* 1/2 libra	230g
2/3 libra	300g
12 onzas *or* 3/4	340g
1 libra *o* 16 onzas	450g
2 libras	900g

Pesos de ingredientes comunes en gramos						
Ingredientes	1 cup	3/4 cup	2/3 cup	1/2 cup	1/3 cup	1/4 cup	2 Tbsp
Harina, para todo uso (trigo)	120g	90g	80g	60g	40g	30g	15g
Harina tamizada, para todo uso (trigo)	110g	80g	70g	55g	35g	27g	13g

Azúcar de caña granulada	200g	150g	130g	100g	65g	50g	25g
Azúcar de confitería (caña)	100g	75g	70g	50g	35g	25g	13g
Azúcar morena	180g	135g	120g	90g	60g	45g	23g
Harina de maíz	160g	120g	100g	80g	50g	40g	20g
Maicena	120g	90g	80g	60g	40g	30g	15g
Avena cruda	90g	65g	60g	45g	30g	22g	11g
Sal de mesa	300g	230g	200g	150g	100g	75g	40g
Mantequilla	240g	180g	160g	120g	80g	60g	30g
Manteca vegetal	190g	140g	125g	95g	65g	48g	24g
Frutas y verduras picadas	150g	110g	100g	75g	50g	40g	20g

Nueces picadas	150g	110g	100g	75g	50g	40g	20g
Nueces molidas	120g	90g	80g	60g	40g	30g	15g
Pan rallado fresco suelto	60g	45g	40g	30g	20g	15g	8g
Pan rallado seco	150g	110g	100g	75g	50g	40g	20g
Queso Parmesano rallado	90g	65g	60g	45g	30g	22g	11g

Conversiones de Longitud	
Cantidad Habitual	Equivalente Métrico
1/8 inch	3 mm
1/4 inch	6 mm
1/2 pulgada	13 mm

3/4 pulgada	19 mm
1 pulgada	2.5 cm
2 pulgadas	5 cm
3 pulgadas	7.6 cm
4 pulgadas	10 cm
5 pulgadas	13 cm
6 pulgadas	15 cm
7 pulgadas	18 cm
8 pulgadas	20 cm
9 pulgadas	23 cm
10 pulgadas	25 cm
11 pulgadas	28 cm
12 pulgadas *o* 1 pie	30 cm

Temperatura	
°F	°C
212	100

7. RECETAS DE DESAYUNO

Cuando se me ocurrió incluir recetas en este libro, supe que sería difícil. Crees que es porque no hay ninguna, no, es porque son tantas, que elegir es realmente difícil. A continuación, encontrarás mis recetas favoritas y las de mi mamá.

Huevo Horneado a la Griega

Se puede servir inmediatamente o guardar en la nevera durante 4 a 5 días.

Ingredientes:

¼ de taza de tomates secados al sol; ½ taza de queso feta; ½ cucharadita orégano; 1 taza de col rizada picada; 12 huevos

Instrucciones:

• Asegúrate de que tu horno esté precalentado a 176°C (350°F)

• Con el papel de aluminio forrar una bandeja para hornear y con el spray antiadherente rociar bien.

• Batir los huevos y luego agregar el orégano, el queso feta, los tomates y la col rizada.

• En la bandeja, vierte la mezcla de huevo. Luego, horneas la mezcla por 25 minutos.

• Dejar enfriar y cortar en porciones.

Información nutricional por porción:

Calorías 175; Grasa total: 11 g; Proteína: 11 g; Carbohidratos: 5 g; Fibra: 9 g

Revuelto de Cúrcuma

Se puede refrigerar hasta por 5 días.

Ingredientes:

½ cucharadita perejil seco; 1 taza de brócoli al vapor; 2 cucharadas de leche de coco; 2 cucharaditas cúrcuma seca; 4 huevos; 8 salchichas pre cosidas

Instrucciones:

- Con el spray antiadherente, engrasa una sartén y luego colócala a fuego medio

- Batir la cúrcuma, el perejil, la leche y los huevos junto con una pizca de pimienta y sal

- En la sartén, vierte lentamente la mezcla de huevos. Luego cocina bien durante 2 a 3 minutos, revolviendo la mezcla constantemente para que se cocinen los huevos.

- Voltea los huevos y cocina por un par de minutos más hasta que alcance la textura deseada.

• Agrega los huevos a dos recipientes de preparación de comidas y agrega las verduras y las salchichas a los recipientes

Información nutricional por porción:

Calorías 216; Grasa total: 18 g; Proteína: 29 g; Carbohidratos: 6 g; Fibra: 11 g

Ternera de Pes Picante con Pepino

Un plato menos popular, pero igualmente bajo en carbohidratos. Si todo lo que necesitas es simplemente introducir algo, cualquier cosa en su boca porque es demasiado tarde para comenzar a considerar opciones, es justo lo que necesitas. Se necesitan 9 minutos para preparar y no más de 23 minutos para cocinar. Supongamos que se estás preparando para cuatro porciones.

Ingredientes:

2 cucharaditas de echalotte en rodajas; 1 ojo de bife; 2 cucharadas de aceite de oliva virgen extra; 1 taza de pepino picado; 2 cucharaditas de ajo picado; 2 cucharadas de hojuelas de chile rojo; 1 taza de agua

Instrucciones:

• Debes cortar el ojo de bife en rodajas y luego colocarlas en algún lugar por un tiempo

• Después de colocarlos en algún lugar, calienta ligeramente una sartén y vierte aceite de oliva virgen extra en ella

• Vierte el ajo picado, saltea junto con el echalotte en rodajas en la sartén y comienza a revolver hasta que se doren y el aroma esté por todas partes.

• Luego agrega la carne cortada y revuelve hasta que se vea suave y débil

• Vierte el agua sobre la nueva mezcla y espera hasta que hierva

• Luego, baja el fuego y cocina hasta que el agua quede completamente absorbida por la carne.

- Ahora, agrega hojuelas de chile rojo y pepino picado a la mezcla y cocina hasta que esté tierna

- Puedes retirar las carnes cocidas y servir o guardar

Información nutricional por porción:

Calorías 386; Grasa total: 32,1 g (Grasa saturada: 11 g); Proteína: 20,7 g; Carbohidratos: 3,7 g; Azúcar: 1,6 g; Fibra: 0,5 g; 75% de grasa, 22% de proteína y 3% de carbohidratos

Granola para un Desayuno Saludable

Esta es la oferta matutina para su hijo en keto. Tu hijo tiene prisa por llegar a la escuela y tu te has despertado muy tarde o simplemente deseas agregar una dieta ligera a su preparación para el desayuno. Esto es exactamente lo que puede satisfacer tus necesidades. Todo está hecho en no más de 15 minutos. Supongamos que estás preparando cinco porciones, esto es lo que vas a necesitar;

Ingredientes:

1 taza de nueces, cortadas en cubitos; 4 paquetes de Splenda; 2 cucharadas de aceite de coco derretido; 1 taza de hojuelas de coco sin azúcar; 2 cucharaditas de canela

Instrucciones:

- Enciende el horno y caliéntalo a aproximadamente 190°C (374°F)

- Consigue un tazón y mezcla todos tus ingredientes, revuélvelos bien

- Extiende tu mezcla en una bandeja para hornear y hornea en el horno que debe estar muy caliente

- Hornear (no debe exceder los 10 minutos)

- Después de esto, tu desayuno estará listo

Información nutricional por porción:

Calorías 458; Grasas: 42,5 g; Proteína: 11,7 g; Carbohidratos: 13,7 g; Azúcar 2,7g

Ensalada de Pollo con Aguacate

Una receta excitante para consumir de inmediato. Se tarda unos 11 minutos en preparar y no más de 30 minutos en cocinar. Son aproximadamente 45 minutos. Ahora, supongamos que se está preparando para cuatro porciones;

Ingredientes:

1 libra de muslos de pollo deshuesados; 3 cucharadas de aceite de oliva extra virgen; ½ taza de leche de almendras; ¼ de taza de cebolla picada; 2 cucharadas de jugo de limón; 1 cucharadita de orégano; 1 aguacate maduro; 2 cucharadas de apio picado; 2 cucharadas de cilantro; ¼ de cucharadita de pimienta

Instrucciones:

- Mezcla el orégano y la leche de almendras, antes que nada.

• Pica los muslos de pollo deshuesados y agrégales la mezcla que obtuviste de la leche de almendras.

• Déjalo reposar unos 10 minutos y calienta el horno a unos 132°C (270°F)

• Extiende el pollo en la bandeja y hornea.

• Primero corta el aguacate en mitades, pélalas y quítales la semilla. Luego córtalos en cubos mientras esperas que el pollo se hornee.

• Coloca los cubos en un bol y rocía con jugo de limón o aceite extra virgen sobre ellos.

• Ahora debes agregar apio, cilantro, cebolla y pimiento a la ensaladera y luego mezclar para emulsionar.

• Una vez que el pollo esté listo, retíralo del horno y transfiéralo a un plato para servir, cubre el pollo con la ensalada de aguacate y sírvelo.

Información nutricional por porción:

Calorías 448; Grasa total: 40,3 g (Grasa saturada: 13,7 g); Proteína: 16,9 g; Carbohidratos: 7,3 g; Fibra: 4,5 g; Azúcar 1,8g

Grasa 81%, Proteína 16% y Carbohidratos 3%

Satay de Pollo Grillado con Salsa Picante de Castañas de Cajú

Esta es otra receta que cumple con tu desayuno urgente. Idealmente preparado, es una comida que puedes quitar fácilmente del refrigerador mientras corres al trabajo. Se necesitan aproximadamente 4 minutos para preparar y no más de 20 minutos para cocinar. Supongamos que se estás preparando para 8 porciones. Entonces, necesitarás:

Ingredientes:

¼ de taza de agua, 2 libras de muslos de pollo deshuesados; ½ cucharadita de pimienta; 1 hoja de lima kaffir; 1 cucharadita de ajo picado, ¼ de taza de castañas de cajú asadas; 3 cucharadas de aceite de oliva extra virgen; 2 cucharadas de hojuelas de chile rojo; 2 cucharadas de amino de coco

Instrucciones:

- Comienza cortando los muslos de pollo en cubos pequeños

- Luego condiméntalos con pimienta

- Pones las hojuelas de chile y el ajo picado en la licuadora donde también agregarás luego las castañas de cajú asadas

- Pon esta mezcla las castañas de cajú en una cacerola y agrega las hojas de lima kaffir

- Espera a que hierva y agrega amino de coco.

- Luego se debes asar el pollo, precalentando la grilla, hacer brochetas con los cubos de pollo y sumergirlos en el aceite de oliva virgen extra. Luego pon las brochetas en la grilla

- Continúa girando de lado el pollo hasta que cambie de color y estés seguro de que está listo. Almacénalos o cómelos de inmediato

Información nutricional por porción:

Calorías 451; Grasa total: 33,2 g (Grasa saturada: 8,8 g); Proteína: 32,1 g; Carbohidratos: 5 g; Fibra: 0,7 g; Azúcar 1,7g

Grasa 73%, Proteína 23% y Carbohidratos 4%

¡Ahí tienes! Expongo una realidad muy diferente sobre los alimentos que puedes comer en el desayuno. También podría agregar unos deliciosos muffins o galletas, pero ya los había incluido en mi primer volumen de esta serie dedicado a la dieta cetogénica. "PAN CETOGÉNICO". Espero que pruebes todas estas recetas porque son realmente muy sabrosas, y luego es bueno variar tus recetas y experimentar con nuevos platos. Pero ahora es el momento de almorzar.

8.
RECETAS DE ALMUERZO

¿Qué tienes para almorzar? El almuerzo es siempre un momento importante, ya sea en días festivos o en días de trabajo. La mayoría de la gente pasa su almuerzo en el trabajo, así que es casi imposible cocinar tu propio almuerzo en el trabajo. Pero el problema se resuelve fácilmente gracias a la preparación de la comida. Entonces, ¿qué puedes preparar que te dé un impulso extraordinario para enfrentar el resto del día? Ya sabes, la pausa para el almuerzo es un momento para relajarse de la primera parte del ajetreo del día, pero también es una oportunidad para volver a estar de buen humor y comer algo que te dé ese agradable "hmmm". Esa es la mejor manera en que puedes trabajar con una nueva energía y abordar los problemas de una nueva forma.

¿Entonces? ¿Cuáles son las recetas que te sugiero que añadas a la preparación de tu comida para una semana fantástica?

Cerdo con Aceitunas

Si eres de los que disfrutan de los almuerzos grasientos, esto es lo tuyo. Toma alrededor de 40 minutos. Bien, supongamos que esta vez te preparas para seis porciones, que probablemente necesites;

Ingredientes:

6 chuletas de cerdo, deshuesadas y cortadas en rodajas gruesas; 1/4 taza de caldo de carne; 1/8 de cucharadita de canela molida; 2 dientes de ajo, picados; 1/2 taza de aceitunas, deshuesadas y cortadas en rodajas; 8 onzas de ragú; 1 cucharada de aceite de oliva; 2 cucharadas de cilantro; ¼ cucharadita de pimienta; 1 cebolla grande, cortada en rodajas.

Instrucciones:

• Calienta el aceite de oliva en una sartén, hasta que esté bien caliente.

• Pon tus chuletas de cerdo y cocínalas hasta que veas que están cocidas al ponerse marrón claro.

• Luego debes cocinar la cebolla y el ajo en otra sartén, añadir el caldo y apagar el fuego una vez que la cebolla se ablande.

• Añade la carne de cerdo y otros condimentos en la misma sartén ahora

• Añade el ragú antes de removerlo durante unos minutos y cúbrelo durante unos 20 minutos.

• Almacena o come

Información nutricional por porción:

Calorías 321; Grasa: 23.5g; Proteína: 19g; Carbohidratos: 7.2g; Fibra: 4.7g; Azúcar 1,7g; Colesterol 69 mg

Ensalada De Verduras Con Queso Halloumi A La Parrilla

Esta la receta perfecta para vegetarianos en particular. Bastante rápido, no tardas más de 10 minutos en cocinarlo. Supongamos que se está preparando para 4 porciones; es probable que necesites;

Ingredientes:

1 onza de nueces picadas; 2 puñados de rúcula tierna; Sal; vinagre balsámico; 2 pepinos persa, cortados en círculos de aproximadamente ½ pulgada de grosor; Queso halloumi de 3 onzas; 5 tomates uva o cherry, cortados por la mitad; aceite de oliva

Instrucciones:

- Corta el queso en tres y ásalos hasta que se vean restos de parrilla en ellos.

- En una ensaladera y mezcla la rúcula el pepino y los tomates.

- Condimenta con aceite de oliva y vinagre balsámico sobre la ensalada, sazonar con sal y mezclar bien.

- Agrega las nueces y el queso halloumi asado a la mezcla.

- Tu almuerzo está listo.

Información nutricional por ración:

Calorías 560; 47 g de grasa; Proteína 21 g; Carbohidratos 9g; Azúcar 2g

Coliflor Asada al Curry

¿Tienes la suerte de robar 55 minutos del trabajo para ir corriendo a casa a comer? Aquí está el almuerzo perfecto para ti. Planear y cocinarlo toma aproximadamente 50 minutos. Supongamos que esta vez preparas 6 porciones. Entonces, necesitarás:

Ingredientes:

1 lima; ½ cucharadita de pimienta negra; 1 cucharadita de pimienta de cayena; 1 cabeza mediana de coliflor; 1 cucharadita de sal marina; 1 cucharadita de pimentón ahumado; 2 cucharadas de polvo de curry amarillo; 2 cucharaditas de cáscara de lima; ½ taza de piñones

Ingredientes para la Salsa: *1 diente de ajo; ¼ taza de tomates, secados al sol; tomates; 1 cucharadita de cilantro; ¼ taza de aceite de oliva; 2 cucharadas de queso feta*

Instrucciones

- Extiende un papel para hornear en una para horno. Pre calienta el horno a unos 190°C (375°F) antes de usarlo.

- Coge un bol y mezcla el pimentón, la lima, el curry, la pimienta negra, la cáscara de lima, el yogur y la sal marina.

- Vierte la mezcla sobre la coliflor

- Pon tu coliflor en la bandeja y colócala en el horno.

Tienes que dejarla hornear hasta que se ponga marrón clara o dorado

• Mezcla los ingredientes para la salsa (excepto el queso) y procesa con un procesador de alimentos mientras la coliflor se cocina.

• Después de que se procese, transfiere la mezcla a un tazón y mezcla con el queso feta ahora.

• Quita la coliflor del horno y déjala enfriar un rato.

• Una vez que esté fría, puedes añadir la salsa a la coliflor

Información nutricional por porción:

Calorías 348; Grasa: 30g; Proteína: 15g; Carbohidratos 13g; Azúcar 3g

Queso Mozzarella con Bolas de Brócoli

¿Tendrás un día ocupado hasta el cuello y temes no poder dedicarle más de 10, 15 minutos a tu almuerzo? Esto es sólo para ti. No tardarás más de 5 minutos en prepararlo.

Ingredientes:

Sal y pimienta al gusto; ¾ taza de harina de almendras; Brócoli fresco de 4 onzas; 2 huevos grandes; 7 cucharadas de harina de linaza; 2 cucharaditas de polvo de hornear; 4 onzas de queso mozzarella

Ingredientes necesarios para la salsa: *¼ de taza de mayonesa; ½ cucharada de jugo de limón; ¼ taza de eneldo fresco picado; Sal y pimienta, a gusto*

Instrucciones

- Debes comenzar cortando el brócoli. No solo, por supuesto, usa un procesador de alimentos y ponlos en un tazón

- Luego debes mezclar correctamente la harina de almendras, un cuarto de harina de linaza y el queso y condimentas con sal y pimienta.

• Agrega los huevos y revuelve bien, luego debes dar forma de bolitas a la mezcla

• Debes freír las bolitas a unos 187°C (370°F) hasta que se pongan de un color marrón claro.

• Luego retírelas con cuidado y colóquelas en un plato forrado con toallas de papel

• Tu brócoli está listo; todo lo que necesitas hacer es mezclar los ingredientes de tu salsa y la viertes sobre el brócoli

• Luego, sirves las bolas de brócoli y mozzarella

Información nutricional por porción:

Calorías 312; Grasas: 23,2 g; Proteína: 18,4 g; Carbohidratos: 9,6 g; Azúcar

Pollo Desmenuzado

¡Puede ser usado en una gran variedad de recetas de preparación de comidas! Puede ser congelado durante

3 meses y refrigerado durante 3 días.

Ingredientes:

½ cucharadita de pimienta negra en grano; 2 hojas de laurel; 2 dientes de ajo partidos por la mitad; 32 onzas de caldo de pollo (preferiblemente reducido en sodio); 4 ½ - 5 libras de muslos de pollo sin piel; 4 tallos de perejil; 4 ramitas de tomillo

Instrucciones

• Pon el pollo en tu olla de cocción lenta

• En una tela de queso doblemente envuelta, coloca los granos de pimienta, ajo, laurel, tallos de perejil y ramitas de tomillo. Ata la tela de queso y añádelo a la olla de cocción lenta

• Vierte el caldo en tu olla de cocción lenta sobre el pollo y las hierbas envueltas

• Cúbrelos y ponlos a cocer a fuego lento durante 7 u 8 horas.

• Descarta el ramo

- Pon el pollo en un tazón y deja los líquidos de cocción en la olla.

- Una vez que el pollo se haya enfriado, saca los huesos de la carne. Usa dos tenedores para desmenuzar el pollo, añadiendo los líquidos de cocción reservados mientras desmenuzas, para mantener la carne húmeda.

- Cuela los líquidos restantes y usarlos para las futuras cocciones si se deseas.

Información nutricional por porción:

Calorías 115; Grasa 4g; Proteína 19g; Carbohidratos 0g; Azúcar 0g

Verduras Asadas

Pueden ser refrigeradas hasta 7 días.

Ingredientes:

1 cucharada de vinagre balsámico; ¼ cucharadita de pimienta; 1 cebolla roja picada; 1 cucharadita de sal gruesa; 2 pimientos rojos picados; 2 cucharaditas de condimento italiano; 3 cucharadas de aceite de oliva virgen extra; 3 tazas de calabaza cortada en cubos; 4 tazas de brócoli.

Instrucciones

- Asegúrate de que tu horno esté precalentado a 218°C (425°F)

- Distribuye la calabaza picada en una bandeja de horno con una cucharada de aceite. Asa durante 10 minutos

- Prepara otra sartén con cebolla, pimientos y brócoli, pimienta, sal y condimento italiano.

- Añade la calabaza asada a las verduras. Para una mejor cocción puedes distribuir todo en dos bandejas de hornear

- Asar durante 17 a 20 minutos, asegurándote de remover 1 o 2 veces durante el proceso de cocción. Las verduras deben estar tiernas y doradas

- Sazona con vinagre si quieres.

Información nutricional por porción:

Calorías 97; Grasa: 6g; Proteína: 2g; Carbohidratos: 11g; Azúcar 4g

Como advertí, son meras muestras, algunas conocidas, otras relativamente desconocidas. No hay ninguna regla en la tierra que diga que hay que tomar esos pasos que he enumerado o mezclar esas cosas. Al principio sigue las recetas, luego puedes probar algunas variaciones a su gusto. Después del almuerzo, veamos qué sabrosos snacks puedes preparar tú mismo.

9.
RECETAS DE SNACKS

Justo antes de hablar sobre la cena, creo que deberíamos mencionar algunos snacks con los que puedes mantenerte ocupado en el trabajo. Es normal sentir hambre inmediatamente después del desayuno o luego del almuerzo. Si no hay esperanzas de una cena temprana, no deberías pasar hambre. Yo no lo hago personalmente. Y no creo que sea una buena idea, excepto que estés en ayuno intermitente. ¿Entonces qué debes hacer? Tu snacks. Esta vez, no con esas cosas horribles que todos llaman snacks, que pueden estropear toda tu dieta. Ahora eres un ser refinado, comiendo cosas refinadas. Tu desayuno, almuerzo y cena no son las únicas cosas que se deben refinar, tu postre y snacks están incluidos. ¿Cuáles son las recetas sencillas que puedes disfrutar?

Pastel de Sémola con Calabacín

Este es un tipo de refrigerio que llevará algún tiempo preparar. Pero vale la pena. Puedes conservarlo durante tanto tiempo que puede quedar algo incluso después de semanas. Tarda aproximadamente 1 hora y 10 minutos. Esto es lo que vas a necesitar si estás preparando sólo para 3 porciones.

Ingredientes:

2 libras de calabacín; 1 libra de queso; 5 huevos; 3 onzas. de mantequilla; 3 onzas. de sémola

Instrucciones

- Lava el calabacín y córtalo en trozos

- Pon el calabacín en un bol y agrega un poco de sal

- Mezcle la sémola, el queso y los huevos en un tazón y luego agrega el calabacín

- Agrega un poco de mantequilla a una cazuela y deja que se derrita.

- Hornea la mezcla durante unos 40 minutos, una vez que esté lista, ¡listo!

Información nutricional por ración:

Calorías 162; Grasas: 31 g; Proteína: 22 g; Carbohidratos: 7g

Cuajada de Moras

Puedes refrigerarla por 7 días y congelarla hasta por 3 meses.

Ingredientes:

2 cucharadas. jugo de limón; 1 taza de azúcar 12 onzas de moras frescas; 2 yemas de huevo; 2

cucharadas. mantequilla

Instrucciones

• Vierte el jugo de limón, el azúcar y las moras en una olla instantánea. Cierra la tapa. Presiona **ALTA PRESIÓN** para cocinar por un minuto

• Durante 5 minutos, realiza la liberación de presión natural. Luego suelta rápidamente cualquier presión restante

• Haz un puré de moras y quita las semillas lo mejor que puedas

• Bate las yemas de huevo y luego agrégalas al puré de moras caliente. Viértelo de nuevo en la olla instantánea.

• Presiona SAUTÉ y deje hervir. Revuelve con frecuencia. Apaga la olla instantánea y agrega la mantequilla.

• Vierte en el recipiente de almacenamiento y deja enfriar. ¡Enfría en el refrigerador hasta que esté listo para comer!

Información nutricional por ración:

Calorías 91; Grasas: 0 g; Proteína: 1 g; Carbohidratos: 2 g; Sodio 11 mg

Bocaditos de Chocolate y Coco

Puedes congelarlos hasta por 60 días.

Ingredientes:

½ taza de nueces de pecan; 1 cucharada de polvo de cacao; ½ taza de hojuelas de coco sin azúcar; 1 cucharada de leche de almendras; 1 cucharada de semillas de chía; 1 cucharada de péptidos de colágeno; 1 cucharada. aceite de coco líquido; 2 cucharadas. semillas de cáñamo; 8 dátiles sin hueso

Hojuelas de coco extra (opcional)

Instrucciones

• Licúa todos los componentes de la receta en un procesador de alimentos hasta que estén bien incorporados

• Haz bolitas con la mezcla de 1 pulgada. Reboza con hojuelas de coco adicionales si así lo deseas

Información nutricional por ración:

Calorías 71; Grasas: 16 g; Proteína: 7 g; Carbohidratos: 21 g; 196 mg de sodio

Buñuelos Picantes de Atún, Puerro y Zanahoria

Son muy ricos en grasas, este es justo el tipo de bocadillo que deseas servir a tus aburridas visitas. Se animarían y comenzarían a hablar sobre su sabor y con entusiasmo a preguntarte sobre él. El hecho de que no tengas que andar por tu cocina jugando con el teléfono, sentado, de pie y supervisando es una razón especial por la que me encanta esta receta. Tarda unos 16 minutos en prepararse, toda la cocción se hace en 6 minutos. Supongamos que estás preparando para cuatro porciones, necesitarás lo siguiente;

Ingredientes:

1 libra de filete de atún; 2 cucharaditas de ajo picado; ½ taza de puerro picado; 2 cucharaditas de hojuelas de chile rojo; ¼ de taza de zanahorias ralladas; 2 huevos; ½ taza de aceite de oliva virgen extra, para freír

Instrucciones

• Debes cortar los filetes de atún en cubos y transferirlos a un procesador de alimentos

• Mezcla los huevos con el ajo y el chile y agregarlo todo junto con el atún en el procesador de alimentos

• Agrega el puerro picado y la zanahoria a la mezcla y revuelve

• Retira la mezcla y dale forma de buñuelos

- Vierte el aceite de oliva en una sartén precalentada y espera hasta que el aceite esté caliente antes de agregar la mezcla para los buñuelos.

- Luego agrégalos y fríelos durante unos tres minutos

- Después de tres minutos, sácalos de la sartén y colócalos en papel absorbente, para eliminar el aceite adicional que podrían haber acumulado.

Información nutricional por porción:

Calorías 351; Grasa total: 35,2 g (Grasa saturada: 4,3 g); Proteína: 8,4 g; Carbohidratos: 2,6 g; Fibra: 0,4; Azúcar 1g

Grasa 90%, Proteína 7% y Carbohidratos 3%

10.
RECETAS DE CENA

Para ser honesta, las recetas para la cena son un poco diferentes al resto del día. La principal diferencia es que son más apreciadas y son más ligeras que otras comidas. Si tienes un aperitivo con amigos, te sugiero que prepares el **Sándwich cubano Keto**, que tarda unos 25 minutos en hacerse.

Requiere 2 cucharadas de cebolla blanca picada, 1 lote de panecillos Keto, ½ lb de cerdo desmenuzado, ½ lb de queso suizo, ½ lb de jamón de charcutería sin curar, 6 cucharadas de mantequilla sin sal, 2 cucharadas de mostaza, 2 pepinillos grandes, en rodajas.

Prepara el pan, luego corta en rebanadas los panecillos con el queso, cerdo, cebolla, mantequilla, mostaza amarilla y pepinillos. Agrega esto a la mitad superior del pan que has dividido en dos. Colócalo en el horno durante unos diez minutos y tendrás una cena ya preparada.

Es importante tener en cuenta que se espera que la cena sea mucho más ligera que otras comidas, también recuerda comer menos. Algunas comidas se digieren mejor en la cena, algunas de ellas son las siguientes;

Muslos de Pollo Grillados con Romero

No deberías necesitar mucho más de 11 minutos de preparación, y su cocción se hace en 40 minutos. Supongamos que estás preparando para 4 porciones, entonces, necesitarás:

Ingredientes:

1 ½ libras. de muslos de pollo; 3 cucharadas de ajo picado; 1 ½ cucharaditas de tomillo; 3 cucharadas de aceite de oliva extra virgen; 3 cucharadas de vinagre balsámico; 2 cucharaditas de romero picado; ½ cucharadita de pimienta.

Instrucciones

• Primero, deberías mezclar el vinagre balsámico con aceite de oliva extra virgen.

• Añadir los condimentos (ajo, tomillo, pimienta y romero)

• Usa la mezcla de especias para frotar los muslos de pollo y deja marinar durante 15 minutos

• Precalentar la grilla, luego colocar los muslos de pollo hasta que queden dorados

• mientras lo haces, cepille el pollo con el adobo de vez en cuando. Una vez que se pongan dorados, estarán listos para degustar o almacenar

Información nutricional por porción:

Calorías 456; Grasa total: 36,2 g (Grasa saturada: 9,1 g);

Proteína: 30,5 g; Carbohidratos: 2,9 g; Fibra: 0,6; Azúcar 0.1g

Grasa 70%, Proteínas 28% y Carbohidratos 2%.

Nuggets de Salmón y Espinacas

La tasa extremadamente baja de carbohidratos de este refrigerio es una razón por la que quizás desees considerarlo. Se tarda unos 11 minutos en preparar y unos 20 minutos en cocinar. Supongamos que estás haciendo esto para cuatro personas, por lo que necesitarás:

Ingredientes:

1 huevo; 1 taza de espinaca picada; ½ libra de filete de salmón; ½ cucharadita de pimienta; 3 cucharaditas de ajo picado; ½ taza de aceite de oliva virgen extra

Instrucciones

• Caliente una vaporera durante un par de minutos, luego agrega las espinacas al vapor. No las quite hasta que estén bien blandas

• Coge una procesadora de cocina y añade el salmón, las espinacas, el ajo y la pimienta y pica todo.

• Toma la mezcla, agregas el huevo y revuelves

• Ahora cocina al vapor toda la mezcla durante unos 10 minutos nuevamente.

• Luego, extrae la mezcla y forma bolitas con ella

• Ahora, calienta tu sartén y vierte el aceite de oliva extra. Deja que se caliente antes de poner las bolas.

• Cocínalas hasta que estén doradas

• Ponlas en un papel para absorber el exceso de aceite

Información nutricional por ración:

Calorías 445; Grasa total: 37,8 g (Grasa saturada: 6 g); Proteína: 25,2 g; Carbohidratos: 5,6 g; Fibra: 2,9; Azúcar 0,6 g

Grasa 76%, Proteína 22% y Carbohidratos 2%

Tortilla de Espárragos, Havarti y Eneldo

La receta completa tarda unos 20 minutos. Supongamos que estás preparando todo para 4 personas, necesitarás:

Ingredientes:

6 huevos bien batidos; 1 cucharadita de eneldo seco o 2 cucharaditas de eneldo fresco picado; 4 onzas de queso Havarti cortado en cubos pequeños; 8 onzas de espárragos frescos; Pimienta y sal; 1 tallo de cebollas verdes en rodajas para decorar; 3 cucharaditas de aceite de oliva; ⅔ taza de tomates cherry cortados en cubitos

Instrucciones

- Lo primero que debes hacer es sofreír los espárragos en un cazo
- Mezclar el sofrito con eneldo y tomates.

- Deja que se cocine durante unos dos minutos antes de agregar pimienta, sal y los huevos.

- Luego después de 1 minuto agregas los cubitos de queso

- Justo antes de apagar, agrega la cebolla en rodajas

- Listo para comer o guardar en el refrigerador

Información nutricional por ración:

Calorías 242; Grasa total: 18,3 g; Proteína: 16,0 g; Carbohidratos: 3,7 g; Fibra: 2,9; Azúcar 2.1g

Bol de Pollo con Coco y Mango

Lo puedes conservar en la nevera hasta por 5 días.

Ingredientes:

¼ de taza de coco rallado; 1 aguacate en rodajas; 2 tazas de arroz integral cocido; 4 pechugas de pollo (cortadas a lo largo por la mitad)

Marinada de mango: 1 cucharadita. sal; 2 cucharadas. jugo de lima; 1 cucharada de sriracha; 2 dientes de ajo picados; 1 cucharada de miel; 2 cucharadas de aceite de oliva; 1 mango

Salsa de maíz: ¼ de taza de cilantro; 1 lata de frijoles negros escurridos; ½ pimiento rojo cortado en cubitos; ¾ cucharadita sal; 1 ½ taza de maíz; 1 cebolla morada picada; 1 cucharada de jugo de lima

Instrucciones

• Asegúrate de que tu horno esté precalentado 218°C (425°F)

• Cocina el arroz según las instrucciones del paquete.

• En una licuadora, mezcla todos los ingredientes de la marinada de mango hasta que se emulsionen

• Marina el pollo en la mitad de la mezcla de mango durante 10 minutos.

• Mezcla los ingredientes de la salsa de maíz

• En tu bandeja para hornear, coloca el pollo y hornea por 15-20 minutos hasta que esté dorado.

• Corta el pollo en rodajas y colócalo en tazones, junto con salsa de mango adicional, salsa de maíz y cúbrelo con coco rallado y cilantro. Coloca el aguacate encima

Información nutricional por ración:

Calorías 482; Grasa total: 8 g; Proteína: 34 g; Carbohidratos: 72g

Pollo Tikka Masala

Se puede refrigerar hasta por 7 días o congelar por 1 mes.

Ingredientes:

1 ½ libras de pechugas de pollo (cortadas en trozos

de 1 pulgada, deshuesadas, sin piel); 1 taza de arroz integral; 1 cebolla picada; ¼ de taza de cilantro; 1 cucharada. jugo de limón; 1 cucharada de jengibre rallado; ⅓ taza de crema espesa; 2 cucharadas de pasta de tomate; 1 taza de caldo de pollo, reducido en sodio; 2 cucharadas de mantequilla sin sal; 2 cucharaditas de mezcla de especias; Lata de 28 onzas de tomates cortados en cubitos; 2 cucharaditas chile en polvo; 3 dientes de ajo picados; 2 cucharaditas cúrcuma*

Instrucciones

• Cocina el arroz en 2 tazas de agua siguiendo las instrucciones del paquete.

• Derrite la mantequilla en una sartén. Agrega la cebolla y el pollo con sal y pimienta.

• Cocina durante 4-5 minutos hasta que se dore.

• Agrega la cúrcuma, el chile en polvo, el garam masala, el jengibre y los tomates, y cocina durante 1 a 2 minutos mientras revuelves.

• Agrega el caldo de pollo y los tomates. Lleva la mezcla a ebullición.

• Baja el fuego. Luego, durante 10 minutos, déjalo hervir a fuego lento, revolviendo de vez en cuando.

• Mezcla el jugo de limón y la nata, caliéntalo durante 1 minuto.

• Coloca el arroz y el pollo en los tazones de preparación de comidas y decora con el cilantro.

Información nutricional por porción:

Calorías 215; Grasa total: 9 g; Proteína: 21 g; Carbohidratos: 17 g; Fibra: 2,9; Azúcar 2g.

11.
RECETAS DE POSTRES

¿Quién dice que el desayuno, el almuerzo, la merienda y la cena son las únicas comidas que se pueden preparar? Dado que estás haciendo grandes esfuerzos para comenzar este viaje, debes ser recompensado. No hay nada mejor que un buen postre. Eso sí, recuerda que estás en keto, por lo que solo consumirás postres cetogénicos.

Ahora, ¿qué postres cetogénicos hay en stock? Mucho, como de costumbre. Pero recomiendo tener favoritos que uses regularmente.

Esto es para que la preparación de la comida sea mucho más fácil, para ahorrar costos y para evitar perder tiempo extra en el postre después de haber pasado suficiente tiempo preparando las comidas principales.

Para esto, voy a mencionar solo cuatro aquí, y te enseñaré cómo hacerlos tan bien que no tendrás problemas para hacerlos cuando necesites un postre.

Mermelada de Cereza Casera

Esto toma unos 30 minutos para prepararse. Supongamos que estás preparando 6 porciones, esto es todo lo que necesitas:

Ingredientes:

2 tazas de cerezas congeladas; Stevia a gusto; 3 cucharadas de semillas de chía; frascos esterilizadas con cierre hermético

Instrucciones

• Debes cocinar las cerezas durante unos 15 minutos a fuego lento.

• Presiona y mezcla todo con una cuchara de madera

• Agrega semillas de chía al final de la cocción

• Hierve agua en una olla y sumerge completamente los frascos vacíos y las tapas durante al menos 20 minutos para esterilizarlos bien.

• Toma el frasco mientras esté hirviendo y vierte la mermelada caliente, dejando menos de 2 pulgadas de espacio libre desde la tapa.

Para no dejar que entre aire en las latas, primero debes esterilizarlas y luego cerrarlas herméticamente. Esto evitará la proliferación de bacterias.

Una vez abierta, la mermelada debe conservarse en la nevera y consumirse en un plazo máximo de diez días. Aconsejo mantener los frascos a oscuras.

Información nutricional por ración:

Calorías 183; Grasa total: 31; Proteína: 22 g; Carbohidratos: 9 g

Galletas de Chocolate

Por lo general, se necesitan unos 25 minutos para prepararlas. Para preparar 6 porciones necesitarás:

Ingredientes:

½ taza de aceite de coco; ½ taza de cacao en polvo; 2 huevos; ½ taza de harina de coco; Stevia

Instrucciones

• Coge una olla y derrite el aceite de coco con el cacao.

• Coge los huevos y separa la yema de las claras

• Bate las claras y añade una pizca de sal

• Ahora mezcla el aceite de coco con el cacao y la yema y las claras de huevo batidas

• Luego debes incluir harina de coco y stevia

• Usa la nueva mezcla para formar las galletas y hornea por 15 minutos

• Puedes consumirlas inmediatamente o guardarlas en la nevera durante una semana

Información nutricional por ración:

Calorías 132; Grasas: 24; Proteína: 12 g; Carbohidratos: 4 g

Bocaditos Energéticos de Avena

Puedes congelarlos hasta por 1 mes.

Ingredientes:

½ taza de mantequilla de almendras; ¼ de taza de semillas de lino molidas; 1 taza de avena enrollada; ⅓ taza de miel; ½ taza de chispas de chocolate

Instrucciones

- Mezcla todos los ingredientes de la receta

- Forma bolas del tamaño de una cucharadita en una bandeja forrada con papel para hornear

- Congela las bolas durante 1 hora

Información nutricional por ración:

Calorías 71; Grasa total: 16 g; Proteína: 7 g; Carbohidratos: 21 g; Fibra: 0,4; Azúcar 1 g; 196 mg de sodio

Barras de Coco y Canela

Se pueden congelar hasta por 3 meses.

Ingredientes:

1/2 taza de crema de coco; 1/8 cucharadita canela

Primer glaseado: *1 cucharada de mantequilla de almendras; 1 cucharada. aceite de coco, extra virgen*

Segundo glaseado: *1/2 cucharadita de canela; 1 cucharada de aceite de coco (virgen extra) o mantequilla de almendras*

Instrucciones

• Con papel de hornear, forre un mini molde para pan o fuente para hornear.

• Con las manos limpias, una la crema de canela y el coco. Luego, coloca la mezcla en un plato.

• En un recipiente aparte, mezcla la mantequilla de almendras y el aceite de coco. Luego esparces la mezcla sobre la crema de coco.

• Coloca en el congelador durante 5-10 minutos.

• En otro tazón, mezcla los ingredientes del segundo glaseado hasta que se combinen. Rocía el glaseado sobre las barras y deja que se congele nuevamente durante 10-20 minutos.

• ¡Corta en barras y disfruta!

Información nutricional por ración:

Calorías 102; Grasa total: 15 g; Proteína: 2 g; Carbohidratos: 2 g

¿Quieres sacar más provecho de tus postres? Podrías usar todos los ingredientes que has visto en estas cuatro recetas y divertirte haciendo otras combinaciones y nuevas recetas. No hay nada más divertido que experimentar algo nuevo con tu familia. ¿qué más quieres de la vida?

CONCLUSIÓN

Comienzo a tener la esperanza de que a mis clientes les resulte mucho más divertido y más fácil seguir la dieta cetogénica, ahora que tienen un libro útil que les puede decir cuál es la mejor manera de comenzar su dieta.

Recuerdo haber mencionado algunos consejos que a la mayoría de la gente no se le pasa por la cabeza, pero que pueden ayudarte a ahorrar mucho tiempo y dinero al preparar las comidas. Te di esa sólida lista de cosas que puedes comer, y las que ya no deberías atreverte. Mencioné los utensilios de cocina que necesitas para preparar tus comidas cetogénicas.

Luego, hemos hablado de algunas recetas que podrías utilizar para el desayuno, el almuerzo, la cena, los refrigerios e incluso los postres. ¿Hay algo más que desees saber sobre la preparación de comida cetogénica?

Repasa las secciones nuevamente, creo que está escondido en una de esas líneas. Si, como yo, ahora tienes sabidos los consejos simples que puedes usar al comenzar la preparación de comidas cetogénicas, entonces levanta tu copa, Kelly dice: ¡Salud!

Copyright © 2019 Kelly Ketlis

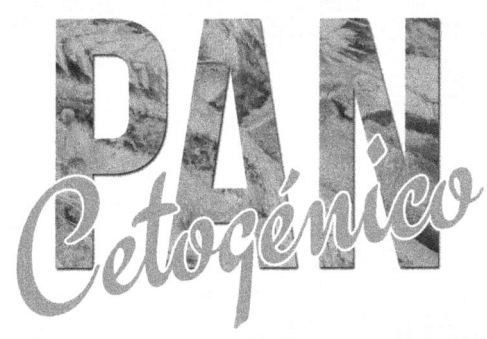

PAN Cetogénico

RECETAS DE PAN CASERO PARA UNA DIETA BAJA EN CARBOHIDRATOS PARA BAJAR DE PESO: PANES, PANECILLOS, PALITOS DE PAN, PAN DE MAÍZ, MAGDALENAS, GALLETAS, TORTILLAS, PIZZA Y RECETAS SIN GLUTEN

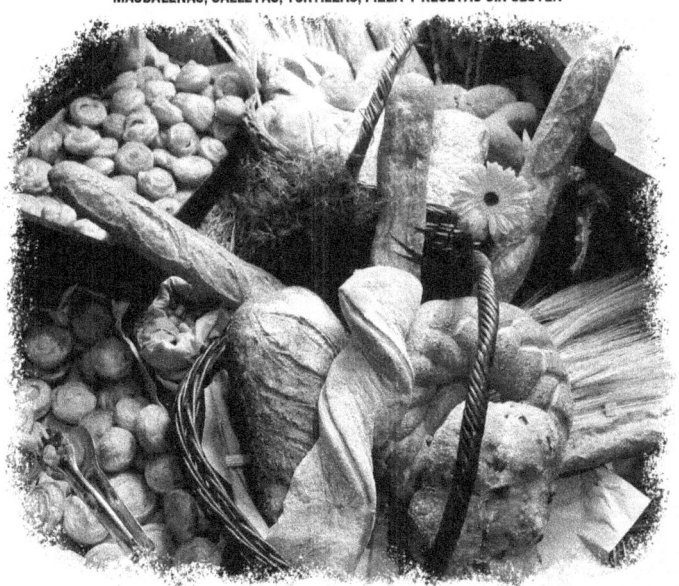

KELLY KETLIS

www.ingramcontent.com/pod-product-compliance
Lightning Source LLC
Chambersburg PA
CBHW070907080526
44589CB00013B/1205